職場で出会うユニーク・パーソン

発達障害の人たちと働くために

原雄二郎・鄭理香 著

誠信書房

はじめに

昨今、「大人の発達障害」という言葉をよく耳にします。「私は発達障害かもしれません」と病院に受診してくる方、お子さんの幼稚園での様子や学校でのトラブルを機に、「どうやら発達障害らしい」と言われて本を読んで勉強してみたら、自分のことが書いてあってびっくりしたなど、きっかけはさまざまですが成人の受診が増えています。書店やインターネットを見ても、「大人の発達障害」に関する書籍を多数目にするようになりました。

児童精神科医からすると、「大人の発達障害」という表現には正直違和感を覚えます。なぜなら、「子どもの発達障害」とは異なる、大人になって生じてくる「発達障害」があるのではないかという印象を受けるからです。そうです、発達障害は大人になって突然生じるものではなく、基本的にその特性は持って生まれたもので、終生続くものです。そうすると、厳密には「大人になった発達障害」や、「大人になるまで目立たなかった（見過ごされてきた）発達障害」のほうが正しいと言えるでしょう。

幼少期からの本人の特性は、変わることはありません。異なるのは、所属する組織に違和感を感じたり、不適応を起こしてしまったりして顕在化し、気がついたり気がつかれたりするのがライフステージのどこなのか、どのタイミングなのか、という違いだけなのです。それが、幼稚園でも、小学校でも、中学校でも、高校でも、大学でも、会社でも、あるいは転職した会社でも、いつ気づいても気づかれてもおかしくはありません。ですから、「発達障害」という医学的な観点からは、本質的なことに違いはないと言えます。

ただし、大人になって明らかになった発達障害のほうは、逆に言うとそれまでは気づかれなかった、気がつかなかったのですから、障害の特性がそれほど顕著ではなかったのか、周囲の人たちが寛容だったのか、もしくは成績がとても優秀だったり秀でていたものがあったので許容されてきたのかなど、これまでは何とか適応できていた人が多いはずです。相談者の中には、社会適応はさほど悪くはないけれども、実はご本人がすごく我慢していたり、ストレスを感じていたり、過度に頑張っていたり……。それで、家に帰るとそのぶん、身近な家族に当たり散らして……という方もよくおられます。

また、そういった方があるきっかけ、多くはストレスの負荷がかかったときなどに一気に体調を崩してしまい、「うつ病」のような状態となり、病院に受診されます。しかし、ご本人の特性が見過ごされた結果「うつ病」と診断を受け、薬を処方されても特に改善もせず、どんどん薬が増えていき、副作用に苦しんでいるだけで改善が思わしくないケースもよく見かけます。このような場合は、本人の特性に基づいたアドバイスと訓練、周囲の理解と支援などを適切に行ったほうが、薬よりも効果的なことも多いのです。

「大人の発達障害」に関する優れた類書が数多くあるにもかかわらず本書を刊行するのは、「発達障害」という言葉の印象の悪さや、この障害の概念が広まったことによる周囲の拒否感を少しでも払拭したい、という想いからです。「大人になった発達障害」が発見されることが多い職場では、「発達障害」に対する啓蒙は進んでいると言えます。一方、多くの職場に産業医として関わり、産業保健スタッフや人事労務担当者、管理監督者から相談を受けたりしていると、「あの人は発達障害だと思う。発達障害はとてもやっかいだし、難しい困ったケースだ。休んだまま辞めてほしい」というようなストーリー陥ってしまい、本来は支援する立場の人たちの腰が引けてしまっている場面に出会うことがよくあります。知識を得たがために、かえって「難しい」という気持ちが先行してしまうようです。

このようなとき、私たちは少なからず寂しい思いになります。世に言う「発達障害者」は、何かとても特別な存在なのではなく、ある種の特性があり、一般的な人たちとは少し変わっている感性を持ち、能力のバラツキはありながら素晴らしい能力もある方たち（であるにすぎない普通の人たち）なのです。社会や会社から排除されるべきなのではなく、周囲が理解し、ときには支援をすることで能力を開花することができる可能性を秘めた、愛すべき「ユニーク・パーソン」なのです。本書をさらに読み進めていくと、「ユニーク・パーソン」は文字どおり特別な人でも何でもなく、ご自分の中にもその特徴があることに思い当たるかもしれません。

本書を手にされた方は、「ユニーク・パーソン」を知ろう、理解しようとする、愛を持った方だと思います。どうぞ、ご家族、友人、職場の仲間、もしくは自分自身、あるいは知り合いなどに、少しでもそういったユニークな面があることに気づいて、理解し、皆で支えあう社会にしていっていただけたらと思います。「ユニーク・パーソン」にとって過ごしやすい社会や会社は、私たち皆にとっても過ごしやすい場所になるはずですから。

二〇一七年　三月吉日

原　雄二郎
鄭　理香

目次

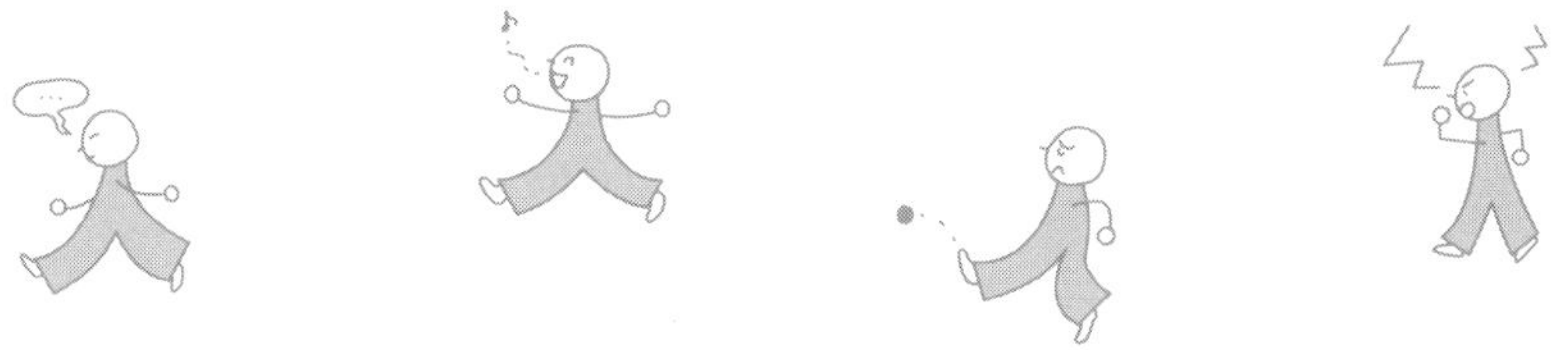

第3章　あなたの周りの「孤高の匠くん」——　*64*

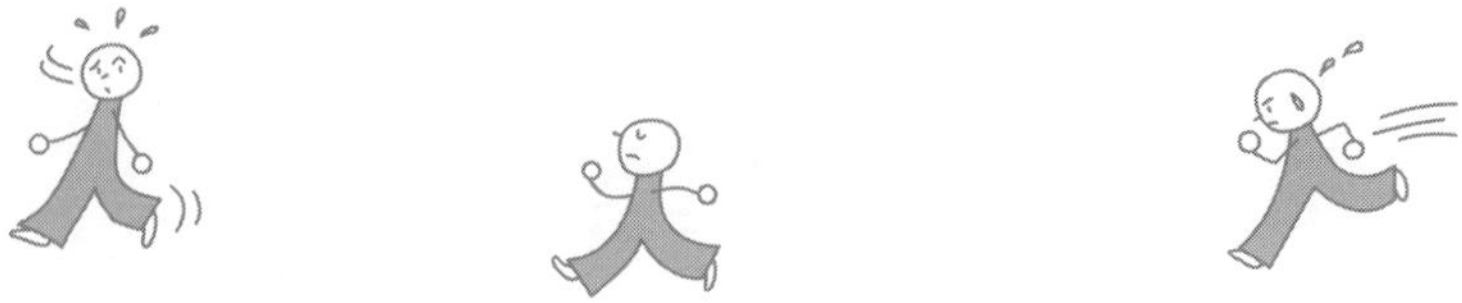

第4章　あなたの周りの「魅惑のキューピッドちゃん」――　119

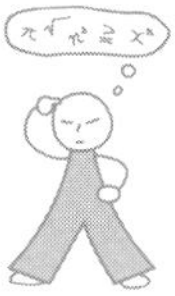
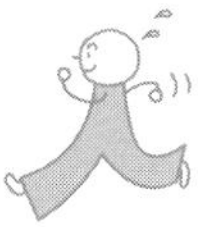
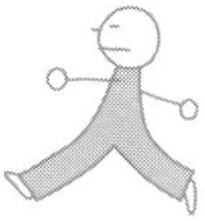

第1章 あなたの周りのユニーク・パーソン

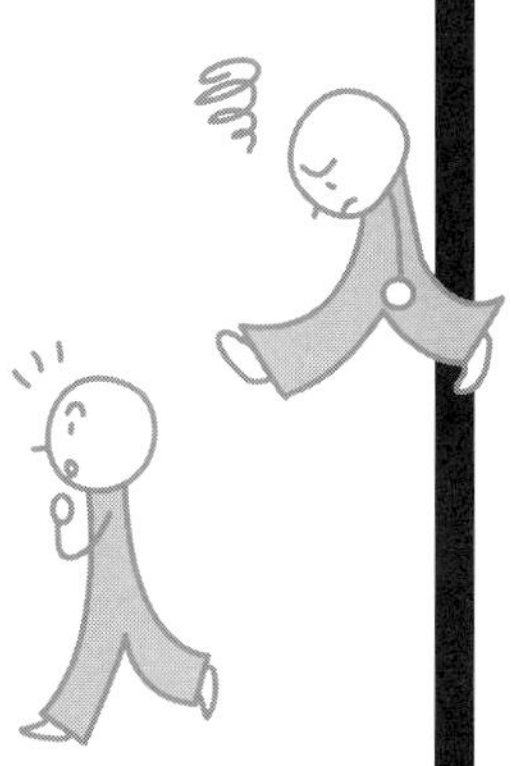

最初に質問です。以下の項目のうち、いくつ当てはまりますか？

あなたの周りにこんな人いませんか？

- 人の気持ちがわからない
- 少しの変化でもストレスを感じやすい
- 忘れっぽい
- 指示が入りにくい
- いろいろなことを同時に進行できない
- 会話がどこか噛み合わない
- 計画性がない
- 人との距離がとりにくい

・計画を臨機応変に変えられない
・敬語が不自然である
・感覚が過敏すぎる（聴覚、味覚、視覚など）
・冗談や比喩、嫌味など、遠回しな言い回しは通じない
・マニア、オタク、〇〇博士

自分に当てはまっていませんか？

・整理整頓、片づけが苦手
・こだわりが強い
・いつもついつい、待ち合わせに遅刻してしまう
・忘れ物や凡ミスが多い
・怒りっぽい、イライラしやすい
・気が散りやすい
・地図が読めない
・刺激を求めてしまう
・ついつい、大事なことを後回しにしてしまう
・優先順位がつけられない
・劣等感が強い
・思いつきで行動してしまう

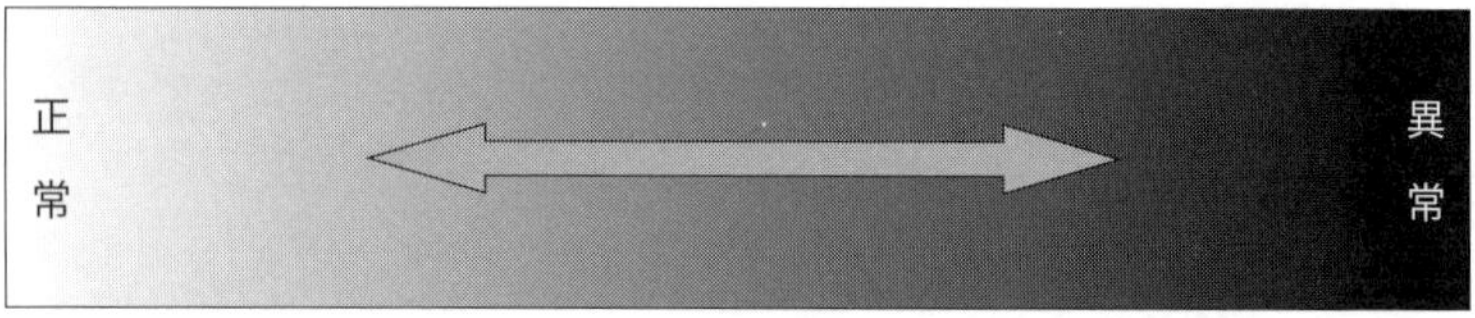

図1-1　スペクトラムのイメージ

- ついお酒やギャンブルでストレスを発散してしまう
- 恋愛におぼれやすい
- 計画性がない

自分にまったく当てはまらないという人……ホントにいますか？

二〇一七年現在、人類は約七十三億人。実にいろいろな人がいます。人は皆さまざまな個性にあふれています。皆違って、それぞれがそれでよいですよね。では、「普通」というのは誰が決めた概念でしょうか。多数派、つまりマジョリティが「普通」で、少数派であるマイノリティが「普通ではない」のでしょうか。考えてみると、自分が「普通」の基準になっていませんか。自分と少し違った人が「普通ではない」のではなく、皆少しずつ同じで、少しずつ違うだけです。私は時々、この「普通」という言葉の意味がよくわからなくなります。

これからお話しする「ユニーク・パーソン」は、実にユニークな特性を持った人たちです。世の中の「普通」からすると少し変わっている彼らは、俗に言う「発達障害」の範疇に入ってしまうかもしれません。しかし、それらの特性は、決してイコール（＝）障害ではありません。それらの特性がある人とない人をまったくきれいに分類することは、不可能です。なぜなら、どんな人も必ず、大なり小なりそれらの特性を持っているからです。その特性が顕著になるかどうかは、その程度とつまずきによって、また本人や周りの環境のサポートによっても、大きく異なってきます。そこで、現在は正常か異常かという二元的な考え方はせず、正常からの連続性のあるもの、つまり「スペクトラム」という考え方をしています（図1-1）。

1 精神科の診断とユニーク・パーソン

(1) 精神科の診断の限界

私たちはこれまで、外来診療を通じてたくさんの患者さんたちと接してきました。また、数十人単位の小規模事業場から、いわゆる大企業の統括産業医や事業場の産業医として、数多くの働いている方々と接してきました。そのような経験の中で強く感じることがあります。それは、年々、「病気の質」が急速に変わってきているということです。「病気の質」という表現はしっくりこないかもしれませんね。これは、たとえば診断名がついていたとしても、産業医を含めた周囲の受ける印象が、以前と近年では変わってきているというようなことを指します。実際にそのようなことが起こりうるのでしょうか。もし起こるとしたら、なぜなのでしょうか。

まずは一般的な「病気」を考えてみましょう。たとえば、高血圧とか高脂血症というような、生活習慣と関係する病気がありますね。よく言われるのが、第二次世界大戦後、日本人の食生活が従来の野菜や魚を中心とした食事から、肉や油も多く摂取する欧米型に変化していったために生活習慣病が増えた、というようなことです。それが本当かどうかという疫学的な議論はさておき、仮に何らかの社会の変化によって病気が増えて診断の基準値が変わるということがあっても、「病気」そのものが変わることは滅多にないですよね。高血圧は血圧が一定値以上に高い状態であって、人によって変わることはなく、また家庭環境や性格、仕事によって変わることもなく、血圧計で計測して数値が高ければ高血圧なわけです。他の病気でも似たようなことがあり、癌であれば時代により種類の多少はあったとしても、癌そのそのものが変わることは考えにくいと思います。

ところが、私たちが扱っているメンタルヘルスの領域では、「病気の質」や「病気そのもの」が変わっていっているのです。これは一つには、メンタルヘルスの領域がまだ医学の中では比較的新しい領域であり、各種検査が研究されてはいるものの病気と一対一に対応する指標がいまだ確立していないため、ある病気とされているものの中に、実はいろいろな病気が含まれている可能性があるからです。このような話は医学の進歩につきものであり、たとえば、糖尿病の原因が医学の進歩によって明らかになり、「Ｉ型糖尿病」と「Ⅱ型糖尿病」に分類されるようになった、というのと似ているかもしれません。つまり、メンタルヘルスの領域がまだ未成熟であることを考えると、「うつ病」として知られる病気が十年後に、「うつ病Ｉ型」～「うつ病Ⅳ型」などと分類されるようになったとしても、全然おかしくないのです。

もう一つの要因は、前述したこととも関連しますが、メンタルヘルス領域で病気の診断をつけようとした場合には、採血データやＣＴやＭＲＩといった画像所見のような、客観的（誰が見ても明らかな）根拠に基づいて診断がつく病気はまだまだ少なく、主観的・相対的に診断をつけざるを得ないということがあります。精神科医や心療内科医が診断をつける際、ＩＣＤ‐10やＤＳＭ‐5という、国際的に広く使われている診断基準を用いるのが一般的です。これらの診断基準はどのような仕組みになっているかと言いますと、ある病気の項目には、その病気の特徴がいくつも書かれています。そして、特徴を○個以上満たすと○○病と診断する、というようなことが書かれています。医師がある診断をつけようとするときは、目の前に来た患者さんの症状を拾って診断基準の特徴に当てはまるかどうか、いくつ当てはまるか、というようなことを判断しているのです。

そして、原則的には、症状については患者さん本人の述べる内容によります。言い換えると、医師は本人の主観的な訴えをもとに、それらを「症状」に変換し、程度について評価をし、どの診断基準に当てはまるかを探し、診断をつけるという作業を行っているのです。本人の「主観」から始まって、（専門的にトレーニングを受けているにせよ）医師によって異なりうる個人の「判断・評価」で診断が決まるという、ある種、曖昧な構造になっています。さらに、診断基準をよく見てみると、社会の中で問題が生じているかどうかという点が重要なポイントになっています。ある病気が病気と確定されるには、数値のような客観的データを根拠にするでもなく、自覚症状だけで決めるのでもなく、社会の中での問題という相対的な基準を第三者が判断するという、極めて曖昧なプロセスが必要とされるのです！

仮にその第三者が、専門的訓練を積んでいて判断の精度が高いとしても（そのようにありたいものですが）、社会は所属する集団によっても、時代によっても、変化するのが当たり前だと思います。つまり、「病気の質」が急速に変わってきていると述べましたが、そもそも病気を規定しているのが「社会」なので、「社会」が変化している以上（これには異論がないと思います）、病気の考え方やとらえ方、現れ方に変化が生じても不思議ではなく、むしろ必然的と言えます。これらの要因により、メンタルヘルス領域においては「病気の質」が変わりうること、実際に変わってきていることをご理解いただけたと思います。それでは、どのように変わってきているのでしょうか。

精神科医の先輩方と「うつ病」について話していると出てくるのは、「昔のうつ病は良かった」といったことです。こんなことを書くと、「病気が良いとはけしからん」と言われてしまうかもしれませんね。そこでもう少し詳しくお話ししますと、この「昔のうつ病」とはいわゆる典型的なうつ病で、「真面目な人が大きな負荷に耐えながら一生懸命仕事をしていて、次第にすり減っていったところ、たまたま失敗に巻き込まれてポッキリと心が折れてしまい、うつ病になってしまった」というようなイメージのうつ病です。このようなうつ病の場合、治療を担当する医師としては、うつ病という病気以外の要因は少なくシンプルなため、しっかりと休んで治療をすれば、病状が回復して仕事に復帰できるだろうという見通しが立てやすいと言えます。また、家庭の不幸や過重な業務負荷など、ある意味「かわいそうな」境遇に置かれて発症することもあり、主治医としては（もちろん人間としても）、「よし、何とか力になろう！」という気持ちになるのが自然だと思います。治療や支援のやりがいを感じやすく、治療的な見通しも立てやすいので、「良い」という表現になるのだと思います。

（2）古典的うつ病の例

四十代男性、既婚。食品メーカーの営業所で既存顧客営業を担当。真面目で仕事熱心、部下や後輩からの信頼も厚かった。ところが、年度末の繁忙期を越えたあたりから、顔色が悪くなり元気がなくなってきた。それでも仕事を頼まれると断れず、深夜残業が続くことも多かった。だんだん笑顔もなくなり、顔色も悪くなって痩せてきた。物忘れが多くなり、仕事のミスも続くようになったため、見かねた上司が定時で帰宅するよう勧めても、「自分のせいで仕事が遅くなってしまったので、きちんと終えてからでないと帰れません」と青い顔をしながら断るばかりだった。「自分は会社のお荷物かもしれない」と深く落ち込んだり、会議でもボーっとしたりすることが多くなった。些細なミスでもひどく責任を感じ、「自分の能力不足が原因です」と自責的な発言が目立つようになっていった。

いかがでしょう。つらい仕事や残業が続き、だんだんと不調になっていったにもかかわらず、自分が悪いと自責的な言動が見られるのがわかると思います。このような方が職場にいたら、主治医でなくとも、「そんなに頑張らなくていいよ、少し休もうよ」と、思わず声をかけたくなるのではないでしょうか。

このような「古典的なうつ病」に対し、近年増えてきていると言われるうつ病は、様相が異なります。たとえば、「新型うつ病」[*1]といったうつ病です。一般的に言われている「新型うつ病」のイメージとしては、「会社にいるときはうつ病の症状があるのに、退勤後や休日は元気一杯に遊んでいる」というものです。このようなうつ病の場合（厳密に診断をすると、うつ病の診断基準を満たさないことも多いのですが）、病気そのものよりも職場環境と本人の適応の問題が大きいことも多いので、単に休養や投薬治療をしても良くなるとはかぎらず、ていねいな職場環境の調整が必要になりますし、本人へさまざまなアプローチを試みる必要があり、一筋縄ではいきません。

また、精神科や心療内科というメンタルヘルスに関する医療への社会的な敷居が低くなったことも関係しているのかもしれませんが、これまでは医療の対象になり得なかった比較的軽症の状態で、医療機関を受診する人も多くなったように思います。なかには、失恋や恋愛相談程度で受診をするようなケースに遭遇することもあります。軽症の状態で受診するということは、一見、予防するという観点では良さそうですが、一方では過剰医療に結びついてしまうことも考えられます。医師は、不調の訴えを持った方とお会いして、何らかの診断をし、治療を行うという過程に慣れていますので、言い方が良くないかもしれませんが、健康な人が一時的に陥った精神的な落ち込みや、ちょっとした不調への対処に慣れていない側面があります。

どのような人でも、失恋や仕事の失敗など、自分にとって嫌なことがあればその直後は気持ちが落ち込んでしまったり、眠りにくくなったりした経験はあると思います。それでも一カ月、二カ月と時間が経つうちにだんだんと折り合いがついて、不調も感じなくなっていくものです。多くの場合は、まったく良くならなかったり、それどころか悪くなってしまったり、あるいはいろいろな別の症状が出てきてしまったりして、はじめて病院に行こうとなるのが普通です。以前は、直ちに病院へ行くという発想にはなかなか結びつかなかったと思いますが、メンタルヘルス不調の社会的な啓蒙が進み、認知が得られるようになったため、落ち込んだ直後の不調の状態で病院を受診する方が現れるようになりました。その際、医師が「誰しも落ち込むことはあるもの。もう少し時間が経つのを待ちましょう」などと伝えられればよいのですが、実は医師は、訴えを持ってきた目の前の方を何も治療をせずに帰すというのは、けっこう勇気がいることなのです。「困っているのに何もしてくれなかった」という不満をぶつけられることもあります。そのようなことを経験しているとなおさら、「じゃあ、ちょっと薬を出しましょう」とか、「つらいようなら少し休みましょう」という診断書を出してしまいがちです。私たちも精神科医に成り立ての頃、そのような経験がまったくなかったと言えば嘘になります。

このような過剰医療の側面を鑑みると、「うつ病」と診断を受けた人の中には、本当に放置していたらうつ病に進展してしまう人のほかに、自然の経過で症状が軽快する人も含まれることになります。あるいは、ネガティブな思考や言動をとりがちな人がいますが、その中には、「仕事がつらい。たくさん仕事をさせる上司のせいだ。あいつは自分より全然仕事をしていない」などと日常的に口にするような人がいます。ストレス耐性が低く常に周囲への不満を感じているため、精神的なストレスを感じやすいのは事実ですが、本人が言うほど重症というわけではなく、本来であれば医療というよりは愚痴を共有すれば十分なのかもしれません。いずれにしても、本来は必要ないはずの医療が提供されてしまう点は、職場のメンタルヘルスに携わっている者から

＊1　「新型うつ病」は精神医学における正式な診断名ではありません。また、厳密に診断基準に基づいて診断をした場合には、「うつ病」の診断基準を満たさないことも多く、別の疾患に基づく二次的な「うつ状態」と診断することができます。しかしながら、社会一般では「新型うつ病」という名称が広く知れ渡っていることを考慮し、本書でも「新型うつ病」と「　」付きで表現します。

すると見逃せない、重要なことです。

会社を休んでいると思っていたら傷病休暇に入っていたり、診断書が郵送されてきたが、同僚も上司も、場合によっては産業医などの産業保健スタッフも、誰も心当たりがないという事態が生じているのです。休養の入り口がこのようなスタートだと、経過中も関係者が理解しにくい状態になりますし、どの段階で職場に復帰すればよいかというゴールの設定も難しくなってしまい、いわゆる「新型うつ病」として、職場での対応に困る事態が生じてしまいます。「昔のうつ病は良かった」という先輩精神科医の言葉を思い出してみると、裏を返せば「最近のうつ病は難しい」ということです。主治医が難しいと言っている状況では、当人はもちろん、職場も周囲も困ってしまいますね。

それでは次に、このようなケースを具体的に見てみましょう。

(3)「新型うつ病」的なケースとユニーク・パーソン

Aさん、二十代男性、独身。あるメーカーで経理事務を担当していた。几帳面で負けず嫌いのところがあった。仕事の出来不出来がはっきりしており、日頃から会社に対する不満を口にしていた。ある日、Aさんが他部署からの問い合わせにぞんざいな口調で対応していたため、上司が注意したところ、会社を休むようになってしまった。後日、Aさんから、「うつ状態のため休養を要す」という診断書とともに休職願が郵送されてきた。結局Aさんは数カ月の休職に入ったが、この間、傷病手当金の手配や交通費の精算など、社内規程を熟知した行動をとった。上司がたまに電話を入れると不在のことが多く、後日、悪びれる様子もなく、「主治医から気晴らしが必要だと言われているので友人とゴルフに行っています」と述べた。

それからしばらく連絡が取れなかったが、上司が組合からの傷病見舞金を渡すために久しぶりに会うと、真っ黒に日焼けしており、「仕事のことはできるだけ忘れたほうがよいと主治医に言われたので、療養をかねてバリ島でダイビングの免許を取ってきました」と悪びれずに述べた。

いかがでしょうか。人事労務担当をしていたり、たくさんの部下を抱えている方であれば、「あるある」と思われることでしょう。あるいは、「こんな人、本当にいるのかな？」と思う方もいるかもしれません。いずれにしても、実際にこのような人の対応をすると、多くの「常識的な」人は振り回されてしまいそうですね。怒りを覚えることもあるかもしれません。

たくさんのケースに接する立場の産業医から見ると、このようなケースはよく経験しますし、決して珍しいことではありません。このようなケース以外にも、「常識的な」対応ではうまくいかない相談ケースが、増えてきているように感じています。実際、「新型うつ病」というフレーズや考え方が世間に受け入れられて広まっているところからすると、このようなケースに困っている職場がそれだけ多いということでしょう。そこまでいかなくても、「変わった人がいるな」「あの人は宇宙人だから」といった同僚がいるなど、ほとんどの職場に常識では推し量れない、ユニークな人たちがたくさんいます。これまでそのような人たちに出会ったことがない人のほうが、少ないかもしれません。

では、いったいどんなユニークな人たちがいるのでしょうか。以下にケースを挙げてみましょう。

①職場のユニーク・パーソンたち

同僚のAさん

同僚のAさんは、いつもはっきりとものを言う。ある日、社長の肝いり企画の会議が行われたとき、Aさんは理路整然と企画の欠点を並べ立てた。居合わせた社長が意見を述べても、真っ向から否定し続ける。社長は怒りに顔を真っ赤にしていたが、Aさんは気がついていないようだった。その後、部長から注意され担当を外されてしまったが、納得がいかず「パワハラ」と訴え、社内の倫理委員会や労働基準監督署などに相談をしているようだ。

Aさんのように真っ直ぐすぎて、周りとぶつかってしまう人はいないでしょうか。また、たしかに正論ではあるのですが、普通の人ならできないような、与えられた権利を躊躇せず使って、誤っていると思ったことについてはとことん戦ってしまうようなところもあります。

新入社員のBさん

新入社員のBさんは、考えられないようなドジをする。デスクは散らかし放題で汚れていて、忘れ物や落とし物が多く、遅刻もしょっちゅうである。デスクを離れるときは必ず何かしら忘れるため、一回で用事が済むことはほとんどない。今日も得意先とのアポイントに遅れ、課長に厳しく叱られていた。

Ｂさんのような新人に限らず、このようにドジばかり繰り返し、とんでもない失敗をしでかすような同僚も、見かけることがあるのではないでしょうか。あるいは、ご自分に当てはまってドキッとしているかもしれませんね。私も人ごとではありません。

研究職のＣさん

Ｃさんは入社十年目の研究職。いくつもの大きな研究に携わり、素晴らしい成果をあげてきた。その功績が認められ、このたびグループリーダーに抜擢された。ところが、業務の管理がいっさいできず、部下とのコミュニケーションがうまくいかなくなり、ある日から突然会社に来なくなってしまった。

Ｃさんように、ある分野では非常に優れた能力を発揮する一方で、コミュニケーションなどの対人関係や、取りまとめるような業務が極端に苦手といったアンバランスな方を見かけることもあります。それまでの業績を評価されて昇進した途端、自分一人で完結する業務から多人数のマネジメントや他部署との調整を期待され、それが重荷になって調子を崩してしまい、そのアンバランスさが明らかになることがあります。

＊　＊　＊

さて、いくつかユニークな方たちの例を挙げてみましたが、もしかするとそれほどユニークに感じないかもしれません。誰しも変わったところや、得手不得手のアンバランスなどはあって当然です。また、職種や社風によっても許容される範囲が異なるので、ある職場では優秀と評された人物が、転職したら周囲からユニーク・パーソンと思われた、ということもよくあります。ですから、ご自分の所属する組織でユニークな人とはどのような人かな、と思い描いてみてもよいかもしれません。

いずれにしても、このようなユニークな人たちに会うと、極めて常識的な（人だと思っている）「フッー・パーソン」の多くは、最初はていねいに付き合ったり指導をしていたとしても、だんだんと面倒になり、次第に距離をとるようになってしまうのではないでしょうか。上司であれば、指導の仕方がだんだんきつくなってしまうこともあります。なぜなら、そのような人たちはいろいろとアドバイスをしても一向に改善せず、むしろ言えば言うほど近寄ってこなくなったり、あるいは「反省の色が見えない」「まったく改善しない」ように見える言動をとり続け、「打っても響かない」と感じてしまうからです。もっと言うと、「こちらを馬鹿にしている」と怒りを感じてしまうこともあります。同僚であれば、いじめているつもりがなくても、飲み会に誘わなくなったり、疎ましいといった態度をとってしまうかもしれません。しかし相手は、そのような態度に動じないばかりか、気がつく素振りも見せないかもしれません。まさに「のれんに腕押し」です。

でも、気分を害したり、あきらめて距離をとってしまう前に、一度立ち止まって考えてみてください。もしかするとこのようなユニークな方たちは、何らかの「発達障害」という障害を抱えているのかもしれません。

今、「障害」という言葉を用いましたが、「発達障害」は持って生まれた脳の機能の違いにすぎません。血液型で性格を占ったことがあると思いますが、（医学的な妥当性はさておき）あれと同じように脳にも型があって、そのうちのいくつかが「発達障害」という型だと考えると、わかりやすいのではないでしょうか。日本人の血液型はA型が多いのですが、それと同様に、一番割合の多い脳の型が「健常」、それ以外の型の一部を「発達障害」と便宜上呼んでいるにすぎません。つまり、一般的な「障害」とは様相が違うため、本書では「独特な考え方を持つ人」という意味で、「ユニーク・パーソン」と呼ぶことにします。

本書では、職場で出会う「ユニーク・パーソン」とはどういう方たちなのか、どういうふうにお付き合いしていけばよいのかについて、愛情を込めてお伝えしていきたいと思います。

（４）ユニーク・パーソンへの対応が難しくなる理由

社会の啓蒙が進んできたのにもかかわらず、なぜ職場では、ユニーク・パーソンへの対応が難しいと感じられてしまうのでしょうか。それにはいくつも理由があると思いますが、私たち「専門家」サイドの問題も、大きいと考えています。

実は、ユニーク・パーソンやいわゆる発達障害を診ることができる医師は、それほど多くはありません。メンタルヘルスを扱う診療科としては、精神科と心療内科があります。その中でも、発達障害が含まれる児童思春期領域を専門とする医師が、そもそも少ないのです。この分野の専門学会である日本児童青年精神医学会によると、二〇一七年三月五日現在で、認定医は三百十六名しかいません。それに対し、広く精神科医が所属している日本精神神経学会の専門医は、同年三月現在で一万九百七十二名ですから、桁違いに少ないのです。さらにその中で、産業保健領域（簡単に言えば、働く人のメンタルヘルス）に精通している医師がどれほどいるのでしょうか。極めて少ないことがおわかりいただけると思います。そのような背景を前提に、話を進めていきたいと思います。

①「診断書」は絶対か

ある日、産業医のドクターＤが、助手の梅本心理士に向かって、休職者の主治医から受け取った診断書を見ながら唸っていました。

Ｄ　う〜ん。どうしたものかな。

梅本　どうしました先生？

D　いやー、これ、麺樽《めんたる》物産の社員の復職診断書なんだけど、内容が困ったもので……。

梅本　どれどれ……「復職可能と診断する」ですか。これがおかしいのですか？

D　そこのもう少し下に、小さく付記があるでしょう。

梅本　あ、小さく下に……「ただし、ストレスのない部署へ異動してください」ですか。じゃあ、麺樽物産の人事へ電話を入れておかないと！

D　いやいや、それは先方も困りますよ。「ストレスがない」なんてあり得ませんからね。まあ、でも診断書が来たことは、人事担当者にご報告しなくてはなりませんね。

後日、ドクターDは、麺樽物産の人事担当である穴木氏と相談をしました。

D　先日ご報告しましたように、診断書が出ましたよ。

穴木　いや～、困りました。ストレスがない部署なんてないですよね。

D　そうですよね。ご本人は何か言っていましたか？

穴木　実は、一カ月前に本人の自宅から徒歩数分のところに営業所ができたのですが、どうやらそこへ行きたいらしいのです。ですがそこは本人の知らないメンバーばかりですし、仕事もとても大変で、皆さん残業も多いみたいなんですよね。でも、診断書が出てしまうと従わないとなりませんよね……あっ。

D　どうしました？

穴木　人事台帳を見ると、この人、何度か休職していますが、戻るたびに異動してますね。それにしても頻繁だなぁ。

D　確かにそうですね、何かあるのかもしれません。そうしたら、まずはご本人とお会いしたうえで、主治医の先生と連携してみます。穴木さんも何かわかったら教えてください。

穴木　はい、そうします。

その後の経過

その後、過去にも何度か診断書が出されていましたが、人事部を通さずに、その時点での上司と役員が相談して異動させていた、という経緯が明らかになりました。また、ドクターDと本人との面談の中で、過去から今回に至るまで、不十分な回復具合で復職していたことがわかりました。つまり、まだ十分に回復しておらず体力などに自信が持てない状態なので、元の職場に戻るのが心配でそれを主治医に言ったところ、「ストレスがない職場ならば可能だ」と診断書を書いてくれた、というのがことの真相でした。この状況を産業医から主治医に伝え、十分に回復するまで療養が継続されることになりました。

解説

本書を読まれている皆さんの多くは、医療の専門職ではないと思います。当然ながら、診断書を手にすると、主治医の意見には必ず従わなくてはならないという気持ちになっても不思議ではありません。しかし、主治医は職場の情報を十分に持っていない可能性が高いので、職場のことを理解している産業医の意見も重要になってくると思います。

②主治医と産業医の違い

ではここで、産業医と主治医の違いを見てみましょう。具体的にどのような違いがあるのかを、図1-2にまとめました。

端的に言うと、産業医は事業主に依頼されて契約した医師で、職場の利益を最大化するために存在しています。従業員一人ひとりの健康を守ることも大切な任務ですが、それに加え、職場全体を見渡して必要な対応をすることがあります。それに対して、主治医はあくまで患者となった社員の幸福を最優先する立場にいます。このような立場の違いがあるので、ときに判断がバッティングしてしまうことがあります。

たとえば、メンタルヘルス不調で休んでいた、就業規則上の休職期間満了が近い社員がいるとすると、本人に頼まれ、あるいは職を守ることが重要だと判断したときは、本来はまだ復職できないレベルの不十分な回復だと思っていても、主治医は「復職可能」と診断書に記載することがあります。一方で、不十分な回復の場合、産業医は職場での安全を確保できないと判断して、出社を認めないという判断をするかもしれません。この場合、最終的には、職場は両者の意見を聞いてどちらにするか決定することに

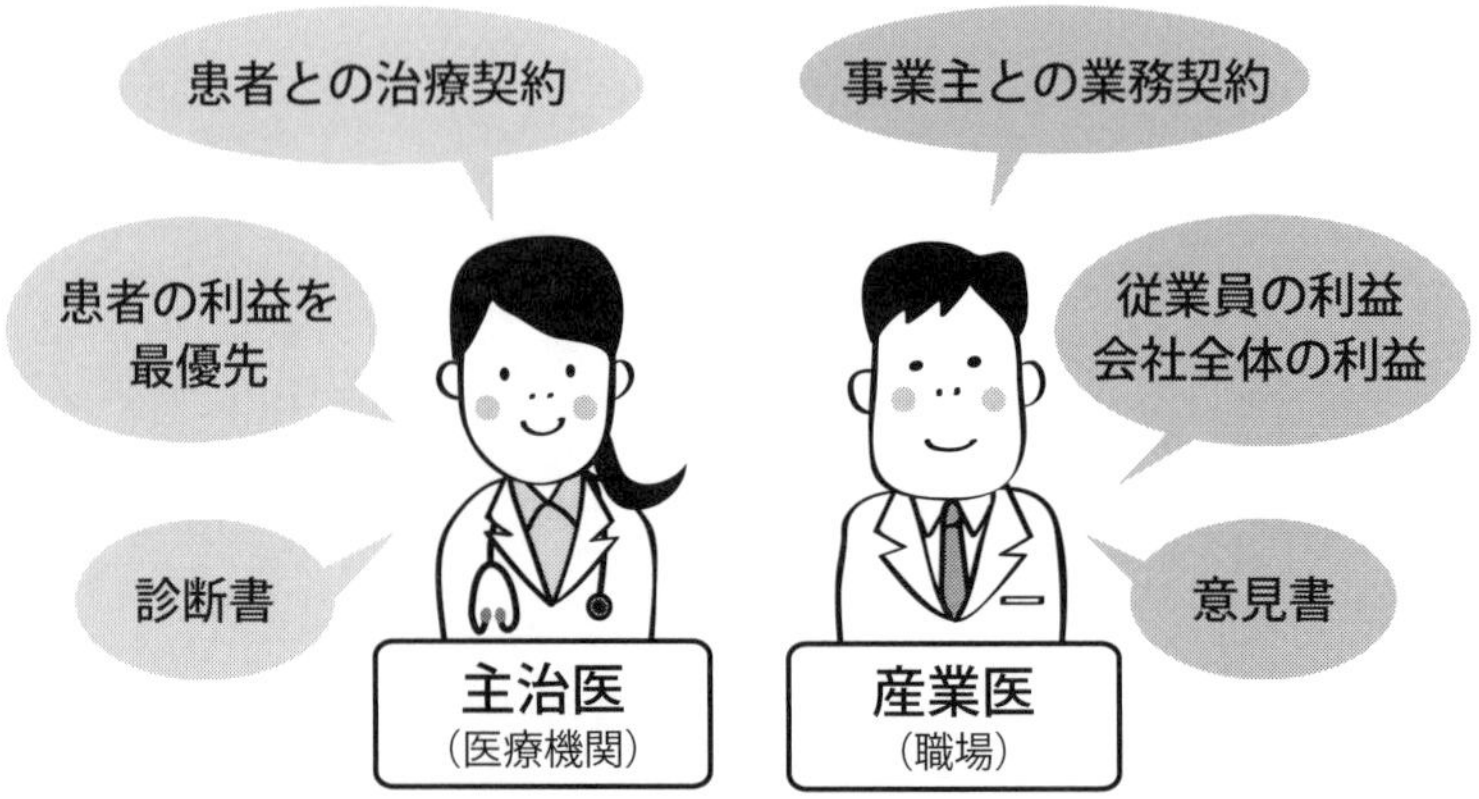
患者との治療契約
事業主との業務契約
患者の利益を最優先
従業員の利益
会社全体の利益
診断書
意見書
主治医
(医療機関)
産業医
(職場)

図1-2　主治医と産業医の違い

なりますが、多くの場合は産業医の意見が支持されることでしょう。

このような立場の違いから、産業医がいる職場では、不調者の対応としてはまず産業医に診せることが望ましいと言えます。産業医とはできるだけ早い段階から情報を共有し、職場での様子や不調者との面接の内容を伝えるようにしましょう。医療者には守秘義務があるので秘密が漏れることはありませんし、背景にある問題が詳細に伝わったほうが、産業医の判断もより正確になると思います。

もし産業医がいない、あるいは産業医がうまく機能していない場合は、直接主治医に相談をすることになります。主治医は患者サイドに立つことが当然ですので、その点を考慮に入れつつ連携をとることになります。具体的には産業医のときと同じですが、できる限り持っている情報を共有するようにします。主治医は完全に外部の存在ですから、本人の情報をやり取りする際には、文書で本人から同意を得ることを忘れないようにしてください。また、職場としてはどの程度の回復を望んでいるか（どの程度まで回復しないと出社をさせられないか）、さらに、関連する就業規則や本人に付与される休職期間についても共有するようにします。このようなルールを共有しておくことで、主治医と職場側の認識のズレを少なくすることができます。また、職場の上司が顔を見せると（毎回である必要はありません）、連携がスムーズにいきますし、経験的には主治医にも、患者の言うままではなく、より客観的な判断を心がけようとする意識が強まります。

なお、本人が受診を希望しない、あるいは拒否するようなことがあった場合は、そのまま放っておくと悪化してしまう恐れもありますので、本人抜きでかまいませんから、できるだけ早く専門家に相談をするようにしてください。そのような事態は専門家はよく経験していますので、状況に応じたアドバイスを得ることができます。

このように、受け取った側が違和感を覚えるような内容の診断書が出てきてもあわてる必要はありませし、絶対に従わなければならないものでもありません。まずは、身近にいる医療専門職に相談して、判断を仰ぐことを検討してください。

トンデモ・ドクター

主治医と産業医の違いについては、専門性の違いも大きいのはご説明したとおりですが、産業医としてさまざまな主治医とお付き合いをしていると、なかにはトンデモないドクターに遭遇することがあります。その例をご紹介します。

ドクターDは新たに、星辰《せいしん》建築という会社の産業医になりました。早速、総務部の柔井《やわらい》さんから相談を受けました。

柔井　早速ですが、いま困っているケースがありまして……。入社三年目の社員なのですが、入社後三カ月目から不調になり、通院しだして、診断書が出て、休職しました。数カ月後にまた診断書が出て、復職したのはいいのですが、すぐにまた休みだしたりして、結局また休職の診断書が出て……というのを何度も繰り返しているのです。実は、この三カ月前にも休職の診断書が出て休んでいたのですが、つい昨日、復職できると記載された診断書が提出されたので、どうしたものかと……。

D　それは大変でしたね。診断書にはほかに何か情報がありましたか？

柔井　いえ、特には。

D　そうですか。ところで、前の産業医の先生はどうされていたのでしょうか？

柔井　前任の先生は、「主治医がおっしゃるのであれば、私は口を出せない」と。

D　……。わかりました。私から主治医の先生に連携を図ってみますね。情報がないと会社としての判断がつかないので、少なくともそれまでは復職を認められない、というのが現時点での私の意見です。

柔井　ありがとうございます。診断書は絶対と思っていましたので、先生から言っていただけると助かります。

ドクターＤは後日、本人から書面で同意を得たうえで、「診断書だけだと情報が足りなく、会社の産業医として復職を判断できないため、これまでの経過や判断についての詳細を教えていただきたい」という旨のお手紙を主治医に送りました。しばらくして、主治医から会社への診断書という形で返信が届き、その内容を見てびっくりした柔井さんからドクターＤに相談がありました。その内容を見たドクターＤは唖然としてしまいました。

診断書には、「私はいろいろな病院で重職を担ってきた経歴があり、診断には自信を持っている。私が復職可能という診断をすでにしているのだから、いち早く仕事に戻すように」と記載されていたのです。もちろん経過など、就業を判断するのに必要な情報はいっさい記載がありませんでした。それどころか、通常は医師の氏名と押印がされているだけですが、氏名欄をはみ出してこれでもかというくらい、元○○大学講師、元○○学会理事、元○○病院部長等々と、役職が記載されていました。

結局ドクターＤは、その時点では復職について判断を保留し、休職中の溜池《ためいけ》さんと何度か面談を行って、状況を確認することにしました。

Ｄ　経過の確認ですが、何度か繰り返して休まれていますね……。

溜池　はい。自分でも入社してから仕事をほとんどしておらず、悪いなと思っているのですが……。

Ｄ　いえいえ、悪いとか責めたりするつもりはありませんよ。主治医の先生とはどのような感じでお話をされているのですか？

溜池　いや、話というか……偉い先生のようで、あまり話はしていないですね。

D　話をしないというのは、薬だけ出すような感じでしょうか？

溜池　うーん……。と言いますか、少し話し始めると、「わかったわかった、それはこういうことだね」と言われて、まあそうなのかなと。自分でもよくわかりませんし、自分のことは。偉い先生が言うならそうかなと。

D　そうなのですね。ご自分としては、休むようになってしまう原因を考えたことがありますか？

溜池　それが、実はですね……。

何度か面談を重ねるうちに、ドクターDは以下のような情報を入手しました。

- もともと興味のない会社だったがたまたま入社してしまい、仕事が面白いと感じられない。
- 入社後も休日などに家業を手伝っていたが、そちらに興味が出て実家に戻ろうと考えている。
- 主治医は持論を押しつけてくるように感じて核心を相談できず、また、上司にもどのように言えばよいか悩んでいた。

これらの情報をもとに、本人や両親、上司、総務などとの間で相談を重ね、溜池さんは退職をして家業に専念することになりました。

解説

このように、周囲の誰も情報をうまく拾えなかったために、数年にわたって休職と復職を繰り返してしまいました。進退に対する悩みを変に病気扱いしたり、原因を見極めることができずに一方的な診断書を書いて連携をとろうとしない主治医も主治医ですし、それに対して、言われるがまま受け入れた産業医も産業医だと感じられるのではないでしょうか。専門家の意見は正しいと思われがちですが、残念ながらこのような常識外れのトンデモ・ドクターが存在することも事実ですので、疑問に感じた際には、他のドクターにも「セカンド・オピニオン」を聞くとよいと思います。このような意味でも、診断書は絶対ではありません！

2　職場のメンタルヘルスが大切なわけ

「職場」という状況を考えると、ユニーク・パーソンかどうか以前に、いろいろな問題があります。たとえば、二〇一〇年に行われた（財）労務行政研究所による「企業におけるメンタルヘルスの実態と対策」という調査によれば、メンタルヘルス不調により一カ月以上休職している社員がいる企業は六割以上あり、大企業ではほぼすべてに、そのような社員がいるということが明らかにされました。メンタルヘルス不調による休職者は決して珍しいものではなく、どこの職場でも起こりうる問題です。

また、厚生労働省が一九八二年から五年ごとに実施している労働者健康状況調査によれば、職業生活でストレスを感じている労働者は調査回ごとに増加し、二〇一二年の調査では実に六〇・九％が何らかの強いストレスを感じていることが明らかとなりました（図1-3）。このストレス要因の内訳を見ると、「職場の人間関係」「仕事の質」「仕事の量」の三つが上位を占めており、男女ともに共通した傾向にあることがわかると思います。加えて、「会社の将来性」「雇用の安定性」「昇進や昇給」「退職後の生活」などをストレス要因として回答する割合が増えています。これらの背景としては、社会情勢の変化が大きく影響していると思われます。

かつては、会社が責任を持って社員を育て、エスカレーター式に昇進し、定年まで勤め上げるといった「終身雇用」が言わば当たり前でしたが、近年は若年層を中心に職場の同僚との結びつきが弱まってきており、業務のＩＴ化が進み非対人的業務が増え、労働者の職場への関わり方が変化し、正規雇用の働き盛り世代に労働時間が集中している傾向が見られるようです。これに加え、企業は成果・業績主義を導入し、経営状態によってはいわゆる「リストラ」が行われ、入社しても定年まで勤め上げるというモデルが望めなくなり、まさに自分の雇用は自分で守らなくてはならない時代になりました。

さらに、近年の情報技術の進歩は著しく、た

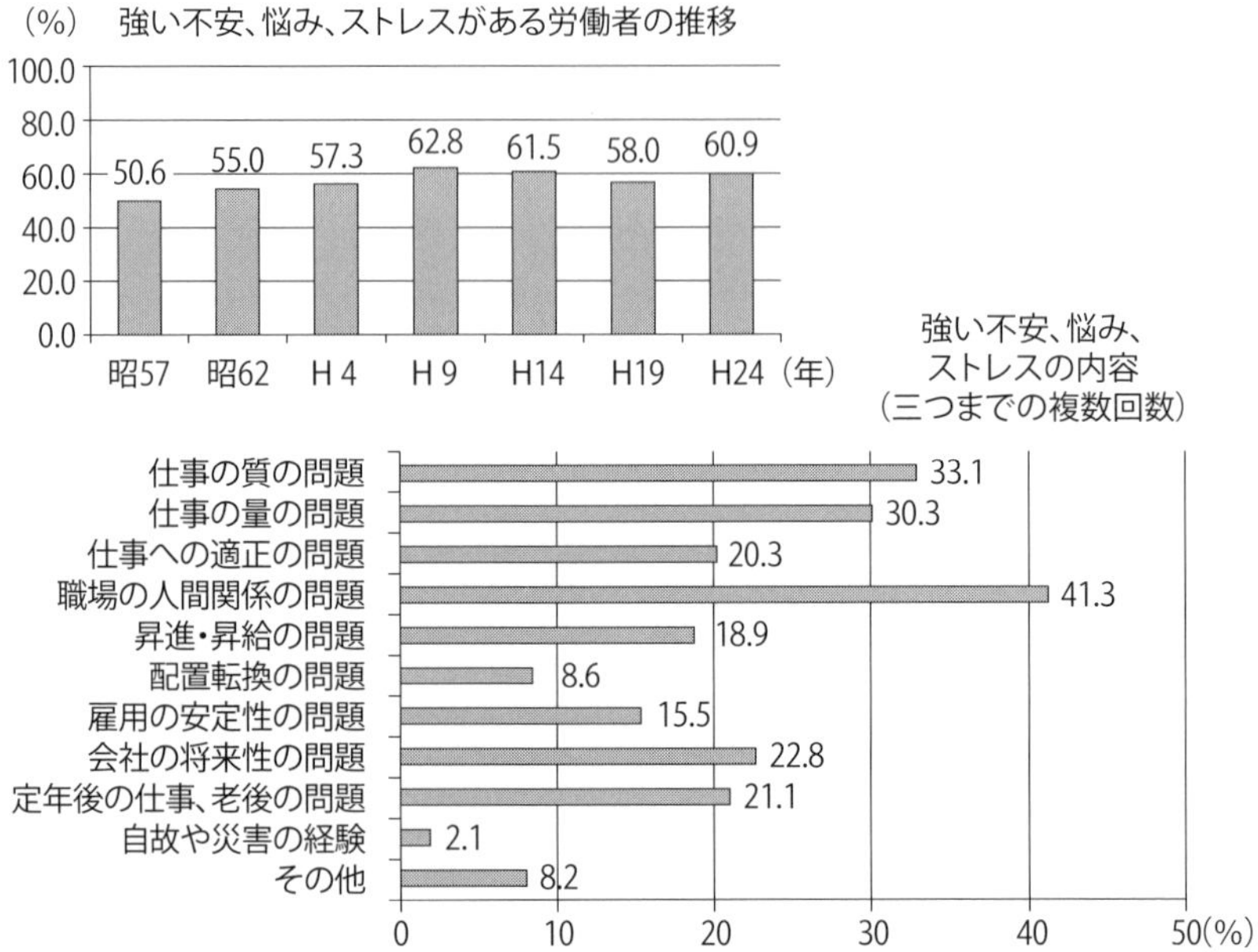

図 1－3　職業生活でのストレス等の状況（厚生労働省労働者健康状況調査，2012年）

とえばスマートフォンの登場によりオフィスにいなくてもメールや資料が確認でき、海外にいても日本にいるのと何ら変わらない状況で情報にアクセスが可能となりました。こういった状況はたしかに便利なのですが、その反面、たとえ休日であっても業務の情報に簡単に触れられてしまいますし、顧客や上司から素早い返信を求められることも大いにあり得ます。ある種のアプリケーションでは閲覧したことが相手に伝わるため、なおのこと、「返信をしなくては」という心理が働く方もいるでしょう。このように、利便性を追求した技術革新により、恩恵とともに仕事とプライベートの境界が曖昧になってしまったことも、働く人のストレスの増大に影響を与えているのではないでしょうか。

そのうえ、共働き世帯が片働き世帯を上回って推移してきています。読者の方々の世帯も、もしかすると共働き世帯かもしれません。善し悪しは別として、かつてはある程度、仕事か家庭かという役割分担がなされていたのに対し、仕事も家庭も両立しなくてはならなくなったという家庭環境は、非常に大きな変化と言えます。働く人は、会社で与えられた仕事だけをこなしていればよいのではなく、仕事とそれ以外の生活の配分を、自身で組み立てなくてはならない時代になったのです。

ここに挙げた以外にも、いろいろな社会情勢や技術の進歩、変化の一部の結果として、働く人に負担を強いる側面は否定できません。これがストレスを抱える人たちの増大につながっていると思います。不調者予備軍が増えれば、そのぶん不調に陥る人も多くなり、先に述べたように、どの職場にもメンタルヘルス不調による休職者が存在する時代になってしまったのでしょう。そのような意味ではなかなか大変な時代になりました。

しかし、このようなストレス自体でうつ病になったり、メンタルヘルス不調になるわけではありません。人間にはストレスに対抗する力が備わっていますので、少々ストレスがかかってつらい思いをしても、一時が過ぎれば問題なくなるのは誰しも経験があるのではないでしょうか。ある程度ストレスがかかったほうが仕事がはかどったり、良い結果に結びつくということもあります。ただ、過度のストレスが持続したり、いくつものストレスの原因が重なってしまうと、いろいろな「病気」という形で表に出てきてしまうのです。

今、職場では、こうした職業性ストレスの行きつく先である「精神障害」を、労働災害として申請・決定される件数が増加してきています（図1-4）。二〇一五（平成二十七）年には請求件数が一千五百十五件で、三年連続で過去最高を記録し、また、支給決定件数も増えています（厚生労働省資料「脳・心臓疾患と精神障害の労災補償状況」、二〇一六年）。加えて、わが国の自殺者数（警察庁統計）は、先進国の中ではロシアについで二番目に多くなっています。その中には、長時間労働の結果自殺した例（いわゆる「過労自殺」）やハラスメント被害者も散見されていて、遺族が訴訟を起こしたケースなども報道されています。

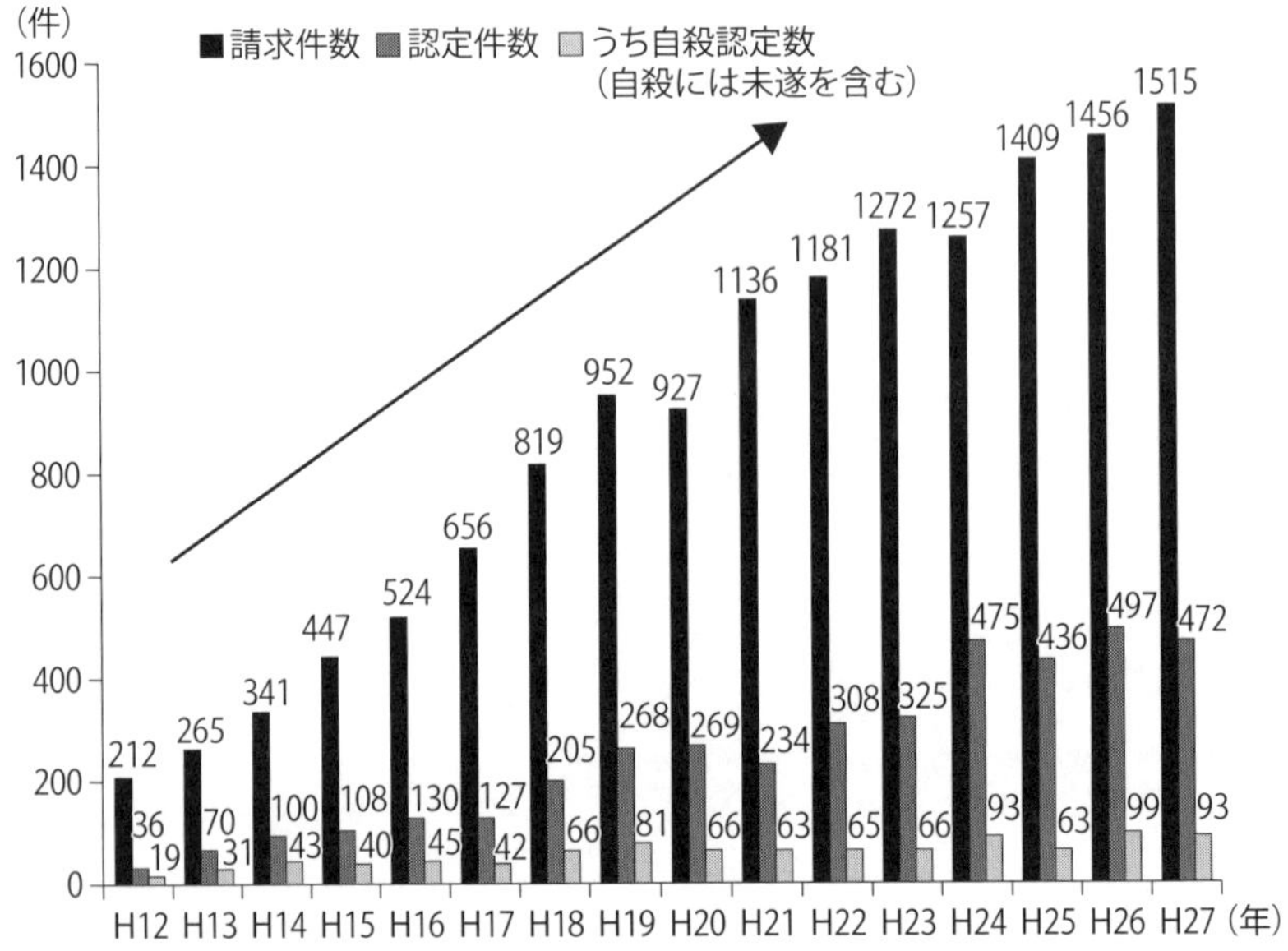

※平成11年に精神障害等の判定基準が策定された。

図1－4　精神障害等の労災補償状況

厚生労働省の試算によりますと、こうした自殺やうつ病による経済損失が、日本全体で毎年なんと二・七兆円にものぼるとのことです。それだけ大きなインパクトを国家レベルに与えていると言えます。ほかにも、世界保健機関（ＷＨＯ）によれば、単極性うつ病は二〇〇四年の疾病負荷（ＧＢＤ：Global Burden of Diseases）で第三位にあり、二〇三〇年には第一位の疾患になると予測されています。

このように、自殺者を減らし、うつ病などの精神疾患への罹患を予防することは、一つの職場のみならず会社全体、地域、国家レベル、さらには国際レベルにおいても重要な課題であることは疑いようがありません。こういった情勢を受け、日本では二〇〇六（平成十八）年に自殺対策基本法が施行されました。また、二〇一三（平成二十五）年度の医療計画において、「広範かつ継続的な医療の提供が必要と認められる疾病」として、これまでの「がん」「脳卒中」「急性心筋梗塞」「糖尿病」の四疾病に、新たに「精神疾患」が加えられ五疾病とするなど、対策を広範囲に講じているところです。

（１）職場のメンタルヘルス対策の基本――四つのケア

このような背景を受け、日本でもさまざまな予防医学の取り組みが行われてきました。そもそも、日本において予防医学が行えるようになったのは、一九五〇年代に向精神薬（簡単に言うと、精神科で使われる薬の総称）が登場し、精神疾患がはっきりと「治療」可能な対象になったこと、そしてこれと並行し、疾患のメカニズムが徐々に明らかになってきたことによります。この段階での関心は主に、「いかに治療するか」ということでした。ある程度治療が確立していくと、「いかに早く不調者を見つけて治療するか」という観点に関心が移っていきました。近年ではそこからさらに、「精神疾患への罹患をできるだけ未然に防ぎたい」ということへ期待が高まってきています。

さて、職場でこのような対応を行っていく際に則るべき指針が、厚生労働省より出されています。それがあの有名な「労働者の心の健康の保持増進のための指針」（二〇〇六〈平成十八〉年）です。この指針では具体的な進め方として、いわゆる「四つのケア」が推奨されています。指針は、職場で取り組むべき対策の骨組みとしてとてもよく整理されていますし、職場のメンタルヘルス対策を立てる際に、何が行われていて何が足りないかということを具体的にイメージしたり、議論をしたりする際に、大いに役立ちます。このように指針は、日本における職場のメンタルヘルス対策の中心的な考え方ですので、具体的に紹介していきましょう。

四つのケアとは、図1-5にあるように、「セルフケア」「ラインによるケア」「事業場内産業保健スタッフ等によるケア」「事業場外資源によるケア」の四つを指しています。

①セルフケア

指針によると、セルフケアの位置づけは、心の健康づくりを推進するための土台とされています。内容は、ストレス要因に対するストレス反応や心の健康について理解するとともに、労働者自身のストレスや心の健康状態について正しく認識できるようにするため、事業者が労働者に対して教育研修や情報提供を行うことです。具体的には、会社が従業員向けに、「ストレスとは」「リラクゼーション方法」「ネガティブ思考からの抜け出し方」といった内容の研修会を開いたり、情報を提供したりします。その結果、労働者が自身のストレスに気づき、これに対処するための知識や方法を身につけ、実施できるようになることを目標とします。当然ながら、一般労働者だけではなく、管理監督者（いわゆる上司）も、このセルフケアの対象に含まれています。

このように、ストレス反応の段階で気づいて対処できれば、疾患への罹患を防ぐことができますし、不調にいち早く気づけば適切な治療に結びつきやすくなり、それだけ回復も早まります。

四つのケア

セルフケア

事業者は労働者に対して、次に示すセルフケアが行えるように支援することが重要です。また、管理監督者にとってもセルフケアは重要であり、事業者はセルフケアの対象として管理監督者も含めましょう。

- ●ストレスやメンタルヘルスに対する正しい理解
- ●ストレスへの気づき
- ●ストレスへの対処

ラインによるケア

- ●職場環境等の把握と改善
- ●労働者からの相談対応
- ●現場復帰における支援、など

事業場内産業保健スタッフ等によるケア

事業場内産業保健スタッフ等は、セルフケアおよびラインによるケアが効果的に実施されるよう、労働者および管理監督者に対する支援を行うとともに、次に示す心の健康づくり計画の実施に当たり、中心的な役割を担うことになります。

- ●具体的なメンタルヘルスケアの実施に関する企画立案
- ●個人の健康情報の取り扱い
- ●事業場外資源とのネットワークの形成やその窓口
- ●職場復帰における支援、など

事業場外資源によるケア

- ●情報提供や助言を受けるなど、サービスの活用
- ●ネットワークの形成
- ●職場復帰における支援、など

図1－5　四つのケア

（厚生労働省「労働者の心の健康の保持増進のための指針」，2006年）

②ラインによるケア

管理監督者（上司）は日々、部下である労働者の状況を把握する立場にあります。さらに、職場の具体的なストレス要因を把握し、アプローチすることができる立場でもあります。まさに職場の「キーパーソン」と言えるでしょう。期待される役割としては、職場環境等の把握を行うとともにその改善を行ったり、部下からストレスや不調を相談された際に最初の対応を行うことです。このような役割を果たせるようにするため、会社は管理監督者に対して、ラインによるケアに関する教育研修、情報提供を行うことが必要になります。具体的には、会社が「職場環境の改善について」「部下の不調の見極め方、対応の仕方」といった内容の研修を行うことが必要です。加えて、管理監督者が職場改善を行おうと考えた際に協力するような環境を整えたり、そのような機会を設けたりするような土壌作りも大切です。

③事業場内産業保健スタッフ等によるケア

事業場内産業保健スタッフには、産業医、保健師、看護師、心理士、衛生管理者、人事労務管理者などが挙げられます。事業場内産業保健スタッフ等はメンタルヘルスケアの専門家として、労働者や管理監督者の相談窓口となること、メンタルヘルスケアに関する計画の策定や運営を行うこと、事業場外資源とのネットワークを形成したり、その窓口となることなど、メンタルヘルスケアの中心的な役割を受け持つ存在です。実際、セルフケア、ラインケアを円滑に実施しようと思えば、労働者や管理監督者が自身や部下の不調に気がついたときに、気軽に相談できる体制を整えなくてはなりません。話しやすい雰囲気を持っていることも大切ですし、社内の専門家として、途中で放棄することなく責任を持って対応する人物だと理想的と言えます。また、メンタルヘルスだけではなく、健康診断の結果など、身体のことも含めてふだんから何かあれば相談するという雰囲気を社内に作ることができれば、相談をためらうことが多いメンタルヘルス不調のことでも、相談がしやすくなります。

④事業場外資源によるケア

メンタルヘルスケアを行ううえで、医療機関やメンタルヘルスケアサービスを提供している企業など、専門的な知識を有する各種の事業場外資源の支援を活用するのが有効な場合があります。基本的には、事業場内（職場にいる）産業保健スタッフ等が窓口となって、医療機関等と連携を図ることが普通ですが、日頃から外部の専門家ネットワークを形成しておくとよいと思います。ユニーク・パーソンの問題などは、産業保健スタッフでも対応が難しいこともありますので、そのような対応に長けた相談窓口を用意しておくと安心ですね。

＊　＊　＊

今見てきたように、「四つのケア」では、職場が主体的にメンタルヘルスケアを行うのが前提となっています。なかでも特に大切なのは、「セルフケア」と「ラインによるケア」ではないでしょうか。一人ひとりの従業員がセルフケアに努め、日頃から社員を管理している上司が適切にケアを行えば、多くの不調は未然に防げると思います。加えて、これらの対策を立案、運営する中心的な役割を担う事業場内産業保健スタッフ等がいますし、外部の機関はそれを部分的に補完（たとえば、通院先となる、研修での講師になるなど）することで、予防対策や有事の対応がよりスムーズに進むことでしょう。いずれにしても、「四つのケア」を意識して職場を観察してみると、何が足りないか、逆に何が優れているか、といったところが見えてくるはずです。

（2）有用なリワーク・プログラムの見分け方

近年、リワーク・プログラムが大盛況です。あちらでもこちらでもリワーク・プログラムを提供しているようです。それでもなかには数カ月待ちの所もあります。私たちも、これまで多くの社員をリワーク・プログラムでお世話になっています。きちんとしたリワーク・プログラムへ行くと、自己の原因を分析したり、考え方のクセをうまく扱えるようになったりと、リワーク・プログラムに行かずに復職した人とは仕上がり具合が確かに違うことを実感します。繰り返し事例や職場で問題を起こすような事例は、ユニーク・パーソンも多いですし、その他の個人要因も大きく関与していることが多いので、リワーク・プログラムを通じて復職準備性を高めることは有用だと考え、積極的に紹介をしています。

ただ、大盛況と書きましたが、その裏で残念ながらトンデモ・リワーク・プログラムも存在するのが事実です。経験的には、次のようなポイントで見分けるとよいでしょう。

コラム――こんなリワーク・プログラムがお勧め！

！プログラム内容を公開している

プログラムで扱っている内容がわかれば有用な取り組みかどうか一目瞭然です。また、拘束時間や朝の開始時間など、会社の就業時間に近い施設が望ましいです。

！会社へ報告書を提出してくれる

リワークに行く意味の一つは、第三者による客観的な評価を得ることにあります。出席状況や取り組み内容とその評価などの情報を、会社に提出してくれる所がお勧めです。

！産業保健職と綿密に連携を図る

産業保健職とリワーク施設が情報を綿密にやり取りをして共有することで、復職後の再発防止がうまくいきます。連携に快く応じてくれる施設だと安心です。

！本人よりでありながら、「会社」側の視点も忘れない

「会社」に戻るためには、「会社」の求める水準を把握して、その視点を忘れないことが必要です。その視点がなければ独り善がりのプログラムとなってしまいます。しっかりした施設では、会社での状況や懸念事項、要望などを事前にヒアリングすることがあります。

いずれにしても、「リワーク」とは return to work、つまり「復職」ということですから、職場に戻ることが前提です。休職というのも、会社が許可して与えている休みです。こういった意識が希薄で、独り善がりのプログラムを展開しているトンデモ・リワークも残念ながらありますので、せっかくであれば、上記を参考にして良いプログラムを選ぶことをお勧めします。

第2章

「孤高の匠くん」と「魅惑のキューピッドちゃん」

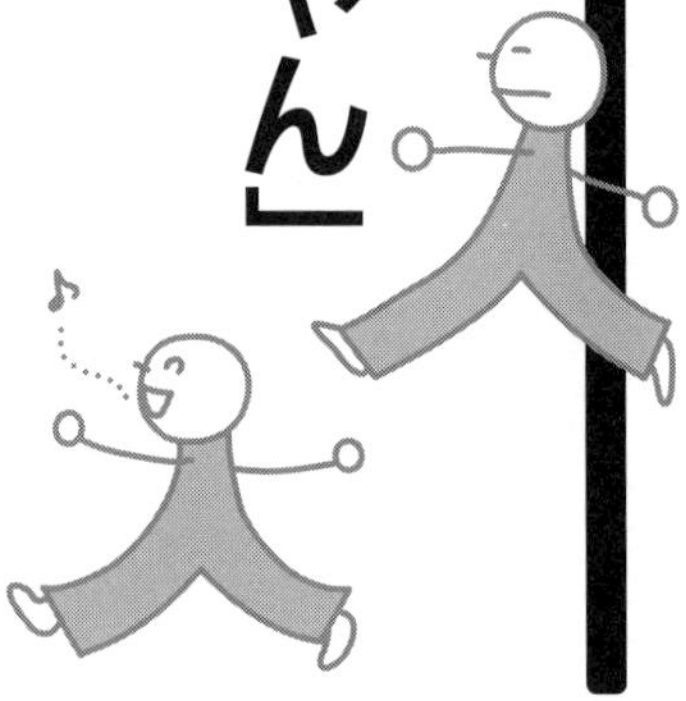

さて、いよいよユニーク・パーソンのお話です。

私たちの周りには、実はユニーク・パーソンがたくさんいます。悪い人ではないのだけれど、場の空気が読めず常識的な気遣いができない人、変わった趣味がありその話ばかり一方的にしてくる人、とにかく真面目で冗談がまったく通じない人。「独特な人」「奇人変人」「悪い人じゃないけれどズレてる人」「宇宙人」「不思議ちゃん」などと、彼らのことを呼ぶ人もいるでしょう。他を寄せつけず、特定のことにはどこまでも精通している彼らは、まさに「孤高の匠《たくみ》」と言えます。

職場で皆さんの周りにいる「孤高の匠くん」たちは、学校生活を経て、入社試験を突破し、就職してきました。おそらく彼らは、幼少期から「独特な人」で濃いキャラクターだったのかもしれませんが、社会生活が送れないほどの不適応は起こさずに、学業や他の優れた才能を活かして就職した、というケースがほとんどだろうと思います。

このような人たちは、学生時代までは自分のペースで自分のしたいことをして能力を発揮し、成果を出し、達成感をそれなりに得ることができていました。ところが社会人になると、自分のペースではなく、いろいろな事情を汲み取り、周囲のルールに合わせることが要求されるようになります。すると、そのたびに困惑し、失敗しては叱られてしまうのですが、叱られた意味を正確には理解できず、また失敗して叱られて……ということを繰り返し、ついに本人は不適応を起こしてしまいます。その結果「うつ状態」になってしまったり、同僚や上司が本人の扱いにほとほと困り果ててしまう、という状況が生まれてしまいます。

ユニーク・パーソンは見た目でわかるわけではないので、周りの人たちは彼らを理解できずに苦しんだり、自分が悪いのではないかと責めたり、彼らの反応を時に怒り、時に心配し、時にがっかりします。さんざん振り回され、厳しく指導すればやれパワハラだなんだと言われ、「うつ状態で休養を要す。職場から連絡しないように」と診断書が出てしまう……。「こっちのほうがうつ状態じゃ!!」症候群ですね。

皆さんが「こっちのほうがうつ状態じゃ!!」症候群にかからないようにするためには、ユニーク・パーソンの特徴をよく知り、対応策を身につける必要があります。この章では、職場で出会うユニーク・パーソンの代表である「孤高の匠くん」と「魅惑のキューピッドちゃん」について紹介し、その特徴と対応方法をお示ししたいと思います。

1　「孤高の匠くん」とは？

まずは「孤高の匠くん」を紹介します。

（1）「孤高の匠くん」はこんな人――三つの特徴

①周囲の人との付き合いが苦手

一人でいることを好む人、初対面でも人見知りせずに人なつっこくよくしゃべる人、自分の好きなことを質問し続ける人など、いろいろなタイプがいます。共通しているのは、人との関わり方が一方的で、場の空気を読んだり仲間関係を作ったりすることが下手で、相手の気持ちを理解することが苦手ということです。また、他者と感情を共有したり、興味や関心を共有したりするのも苦手です。

人付き合いが苦手と評判のAさん。ふだんは周囲の人とプライベートな話をほとんどしない。ところが、忘年会でアイドルの話題が出たとたん、誰も知らないような細かなことをペラペラと話し続け、周囲の人は呆気に取られてしまった。

②言葉のやりとりが苦手

難しい言葉をたくさん知っていますが、その使い方がおかしいことがあります。会話の中で自然に身につけたというよりは、本などで知識を蓄えたと思われる教科書的、文語的表現を多用したりします。ビジネスメールも字義通りにしか受け止められず、行間を読んだり、言葉の裏に隠れている駆け引きなど、そのメールの本当に意味するところが読み取れません。また、仕草やジェスチャー、表情といった言語以外のコミュニケーション、いわゆるボディーランゲージも乏しかったりします。主語などの言葉が省かれることの多いチャットなどでは、流れがつかめず意味の取り違えを起こすこともよくあります。

文学部出身のBさんは、入社したときから、文章だけではなく会話の中でも、やたらと古めかしい言葉や難解な言葉を使っていて有名だった。そのため上司からは、言葉が達者という印象を持たれていた。あるとき、大事な取引先からのメールに「お忙しいでしょうから時間があるときに……」とあったことを真に受け、「忙しくて時間がなかった」と一カ月以上も放置してクレームが入る、という事件を起こした。

③自分ルール（こだわり）があり、変化や想像（予測）が苦手

想像することが苦手なので、今までのやり方を応用して新しいやり方で行う、ということが苦手です。こだわりが強く、道順、物の配置、日課などが変えられ

孤高…俗世間から離れて、ひとり自分の志を守ること。また、そのさま。
匠……すぐれた技術をもつ人。

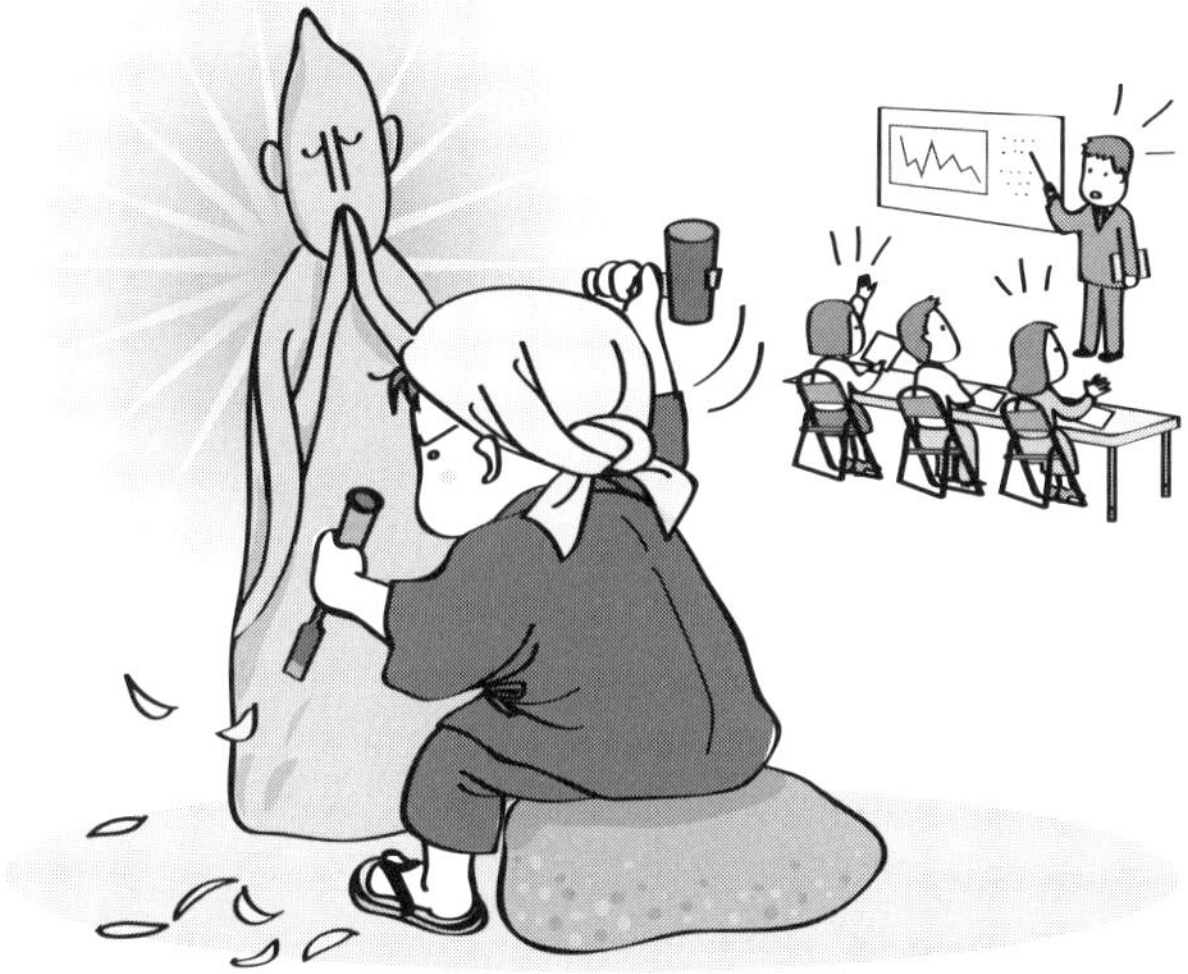

ることを嫌います。「いつもどおり」が安心でき、急な予定変更などを嫌います。決められた仕方でなければ行動できなくなることもあります。好きな色にこだわったり、同じ洋服しか着ないなど、さまざまです。幼少期には、図鑑、自動車、時刻表、機械、マーク、動物などに興味を持っていることも多く、素晴らしい記憶力を発揮し、「○○博士」などと言われたこともあります。

Cさんは予定を変えるのがとても苦手。ある日、通勤途中で電車の人身事故があったが、その路線で行くことにこだわってしまい他の経路に替えることができず、復旧するまでそのまま待ち続けていた。その結果、大幅に遅刻をして大事な会議に間に合わなかった。

そのほかの特徴としては、一度に二つ以上のことができない、忘れっぽい、整理整頓ができない、同じミスが多い、応用して解釈できない、感覚（音や味、視覚など）が過敏、などが挙げられます。

このような特徴を持った「孤高の匠くん」は、実はどこにでもいます。彼らはそのこだわりなどから優れた能力を発揮するといった長所もあれば、さまざまな苦手な物事もあります。ただ、それは親の育て方のせいでも、ましてや努力不足だとかサボりなどではなく、彼らの特性（つまり変えられない特質）だと理解していただければと思います。ですから、彼らの特性を変えるのではなく（変えることは難しい）、彼らの強みをより活かせるような支援や職場での配慮を工夫することが、大切になってくるわけです。

2 「孤高の匠くん」との付き合い方

それでは、このような「孤高の匠くん」と、どのように付き合っていけばよいのでしょうか。実際に私たちが職場でよく受ける相談をもとに、コミュニケーションの方法や、彼らへの指示の出し方などのポイントをお伝えしたいと思います。

（1）「孤高の匠くん」へのコミュニケーション支援

①コミュニケーションの基本

まず、コミュニケーションの問題です。「孤高の匠くん」は会話をする際に、いつもその趣旨を少しずつ取り違えてしまい、不必要な発言を繰り返してしまったり、会話が一方的であったり、その場の空気を読み取ることが苦手だったりします。音声を拾うのも苦手で、集団の中で誰かがある人に話しかけたことを自分に対して言われたと感じてしまったり、逆に自分のことを言われていてもわからない人もいます。また、何かに集中しているときに話しかけても、注意を向けないことがあります。そこで、指示を出したり話しかけるときは、「孤高の匠くん」の注意がこちらに向いていることを確認したうえで、話し始めるようにします。

また、彼らは会話中に、自分の意見を言うタイミングがわからないことが多いので、「あなたはどう思う？」など、しゃべるタイミングを明確にしてあげるのもよいでしょう。さらに、ランチや休憩室などでの雑談や世間話が苦手で、苦痛を感じる人もいます。一人で過ごしたほうが楽な人もいるので、一人の時間をそっと作ってあげるのも配慮の一つです。

②指示の出し方の基本三原則

次に、指示の出し方、会話の仕方のポイントをご紹介します。基本三原則は、「視覚的」「具体的」「肯定的」です。

視覚的に！

脳は、情報を受信して判断し、何かの反応を送信する、という一連の流れで情報を処理します（認知機能と言います）。「孤高の匠くん」の認知パターンは、通常とは少し違うパターンであることがわかっています。たとえばフツー・パーソンであれば、BGMのかかっているレストランで友人と食事をしていても、騒がしい繁華街にいても、相手と会話をすることができます。当たり前のように行っていますが、実は脳の中で「友人の声」＝「重要な情報」を主に拾い、必要のない音を副音声としてとらえて聞き流す、という処理を行っているのでそれができるのです。

しかし、「孤高の匠くん」の中には、聴覚が過敏であるがゆえに、あらゆる音を主音声としてとらえてしまうことがあります。そうすると、人ごみやガヤガヤしているところに行くとすべての音声が耳に入ってしまい、騒がしくて落ち着かず、場合によってはパニックになってしまったり、耳をふさぎたくなるほどつらい思いをしてしまうこともあります。逆に、騒がしいところでは、相手の声という大事な情報も含めて、まったく情報が入らない人もいます。

このように、情報の受け取り方ひとつにしてもさまざまなパターンがあるのですが、概して耳からの情報は受け取りにくいと思われます。このような認知機能の違いにより、「孤高の匠くん」は一般的に、耳から伝えられるよりも視覚的に目で見るほうが、より効果的に情報を受信しやすい（指示が入りやすい）と言われています。さらに、図や絵などを利用するのも理解を深める助けになります。したがって、大切なことを伝えたい場合は、できるだけメールなどの文書や手紙を使うほうがベターです。

具体的に！

指示を出す際は、５Ｗ１Ｈを明確にした指示を出すようにします。程度や基準などについて指示するときは、「適当に」や「だいたい」などの曖昧な指示はわかりにくいので、「〇日まで」「〇枚以内で」というように、できるだけ具体的な指示を出すようにしてあげてください。

「それ」「あれ」といった言葉や、主語のない文章などもわかりにくいようです。日本語は、日常会話では主語を省くことが多いという特徴がありますので、伝わっていないように感じた場合には、意識して主語を明確に話すようにするとよいでしょう。長い込み入った話も苦手ですから、簡潔さも大切です。

また、「孤高の匠くん」の名のとおり、マイペースに一つの作業に専念することは得意ですが、複数の課題を同時にこなすのは苦手なので、複雑な指示はできるだけ避けるか、作業の順に番号を振った「手順書」を使って視覚的に指示を出すと伝わりやすいでしょう。この作業手順に関しては、付箋やホワイトボードを利用し、常にリマインドできる（思い出せる）工夫があるとより効果的です。

同様に、変化や新しい環境が苦手な反面、ルーチン化した作業は安心して行えるため、場所や時間、作業の流れなどを、なるべくルーチン化して固定できるようにサポートするとよいでしょう。もし、予定の変更があった場合は、早急に視覚的に知らせましょう。

肯定的に！

最後に、彼らに対して一番行っていただきたい支援は、「彼らの自信を下げない工夫」です。おそらく彼らは幼少期より他者と比べて、多少なりとも自分に違和感や疑問を持って生きてきています。「変人」扱いされ、いじめなどに遭っている場合も多く、自分に自信が持てないため他者の言動や行動が気になり、自分から発言できなかったり、作業中でもささいなことでイライラしたり、気分が落ち込んだりしてしまうこともあります。また、わからないことがあったときに、自分から助けを求めることも苦手です。さらに、自分自身の不調に鈍感なこともあるので、「わからないこと」や「自分自身の不調」などへの気づきを与えることも大事です。

一つがダメだと全部ダメというような極端な考え方をしてしまう傾向があるので、「否定的」ではなく「肯定的」な語りかけで、彼らの自信を下げない工夫をしていただけたらと思います。

③これはだけはダメ！

軽口を叩き、からかうのは厳禁です。たとえば以下のようなものです。

- 「アホちゃうか?!」↓アホって言われた……もうダメだ……。
- 「お前とはやってられんわ！」↓辞めろってこと??

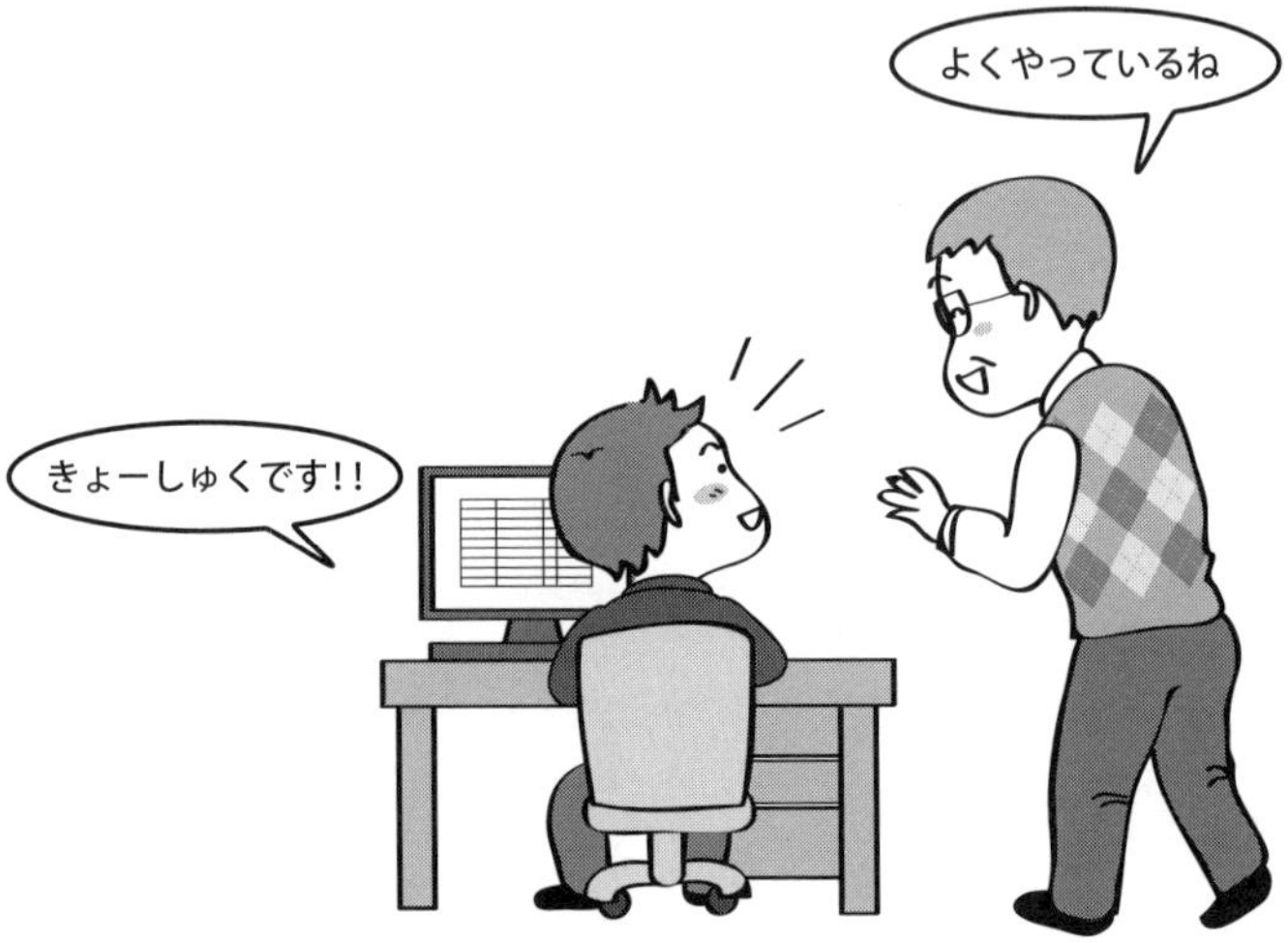

- 「可愛い奴だなあ」↓ 言い寄られた！
- 「親の顔を見てみたい」↓「親は北海道にいて、足が悪くて……」
- 「学校で何を勉強してきたんだ！」↓「法律を専攻していました」

ユニーク・パーソンは、相手の真意がわからず、軽口をそのまま字義通りに受け取ってしまうことがあります。指導やからかうつもりで言った言葉を、そのまま受け止めかねません。場合によってはひどく落ち込んでしまうかもしれませんし、「パワハラだ！」と訴えたりすることもあります。和ませるつもりで言ったことが仇となってしまいかねませんので、表現には比喩や暗喩を排除し、できるだけストレートに、具体的に伝える必要があります。これは無用なトラブルを避けるためのコツでもあります。

また、ユニーク・パーソンは表情を読み取るのが苦手なので、その人のそれまでの経験によって表情の解釈が固定化されていることがあります。たとえば、これは今でも反省していることですが、ある患者さんと初めて会ったとき、場を和ませようとして笑顔で話しかけていたら、次第にその患者さんの表情が硬くなっていきました。診察の最後に、「何か聞いておきたいことや、言っておきたいことがありますか」と尋ねたところ、「なぜ笑っているのですか？　バカにされているように感じるので不愉快です」と言われてしまいました。もちろん私にその意図はありませんでしたが、その人の中には、「笑顔＝からかわれる」という固定化があったのかもしれません。あるいは、私の笑顔の中に、本人がからかわれていると固定化した要素（頬の角度など）が入っていたのかもしれません。

ユニーク・パーソンへの対応に限った話ではないですが、世の中には多様な人がいて、なかにはこのような人もいるということを念頭に置き、その人が受け入れやすいコミュニケーションを心がけることが大切だと思います。

（2）もしも上司が「孤高の匠くん」だったら

上司がユニーク・パーソンであることもよくあります。「孤高の匠くん」タイプの上司の場合、コミュニケーションはとりにくいかもしれませんが、先に挙げた三原則を応用するとよいでしょう。

視覚的に！

- 報告、相談はなるべく文書やメールで行い、図表などで視覚的にわかりやすい文書にする。また、上司のルールは忘れずに。

「孤高の匠くん」タイプの上司は、視覚的にわかりやすい資料以外は受け付けない場合があり、何度もやり直しをさせられることもあります。また、細かなマイルール（読点「、」orコンマ「，」や、図表番号のつけ方など）がある場合もありますので、その肝を外さないように徹底します。

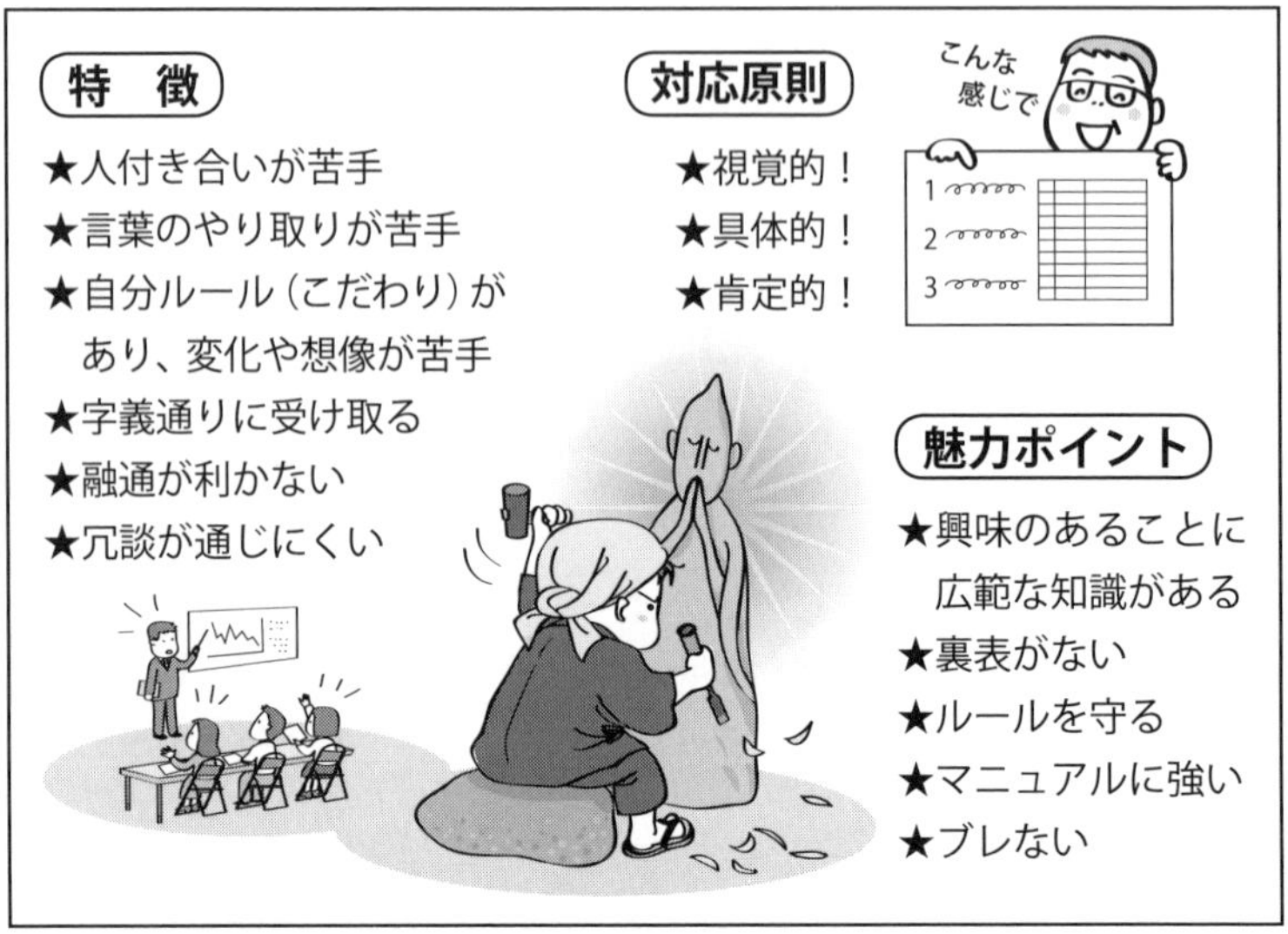
特　徴
★人付き合いが苦手
★言葉のやり取りが苦手
★自分ルール（こだわり）があり、変化や想像が苦手
★字義通りに受け取る
★融通が利かない
★冗談が通じにくい
対応原則
★視覚的！
★具体的！
★肯定的！
こんな感じで
魅力ポイント
★興味のあることに広範な知識がある
★裏表がない
★ルールを守る
★マニュアルに強い
★ブレない

図2－1　孤高の匠くん

具体的に！

・できるだけ曖昧な表現を避け、具体的かつ論理的に説明する。

曖昧な表現を使うと、「何を言いたいのかわからない」となってしまいます。具体的に書き、かつ、その根拠を具体的に示すことができないと、「孤高の匠くん」は妥協を許さず、とことん追及されかねません。

肯定的に！

・ポジティブな表情で接する。

視覚的情報を受け取りやすいということにも通じますが、細かな表情や表情以外のニュアンスが伝わりにくいのも特徴です。極端な話、険しい表情だけれども心が優しい人よりも、腹黒いが笑顔を絶やさない人のほうが好まれる傾向にあります。ただし、先に述べたような上司のマイルールを順守し、具体的かつ根拠があって視覚に訴える資料を作らないと、ニコニコとごまかそうと思ってもそのニュアンスは受け取ってくれません。

以上を見てみると、ある意味で要求水準は高いのかもしれませんが、「孤高の匠くん」に受け入れられるような資料を作れば、そのクオリティも上がりそうですね。

＊　＊　＊

3　「魅惑のキューピッドちゃん」とは？

子どものように天真爛漫。あわてんぼうでそそっかしくて、でもなんだか憎めない。「放っておけない」と異性に人気があったりする一方で、「なんて身勝手」と憤る敵も作ってしまう。

あなたの周りにこのようなユニーク・パーソンはいないでしょうか。ここからは、周囲の評価が両極端な

「魅惑のキューピッドちゃん」の魅力の一面を、ご紹介したいと思います。

(1)「魅惑のキューピッドちゃん」はこんな人――三つの特徴

①おっちょこちょい

いわゆる「おっちょこちょい」さんです。目に見える行動としては、「仕事などでケアレスミスが多い」「あちこち注意が移ってしまう」「直接会話をしていても聞いていないように見える」「約束や期日を守れない」「課題や活動を順序立ててやることができない」「整理整頓が苦手」「物をなくす、忘れる」というようなことです。つまり、注意を要することや、注意を持続することが苦手です。ですから、時間の管理や配分も大の苦手です。ペース配分ができません。気がつくといつも机の上が散らかっていたり、大事な書類や文具が見つけられずにあわてています。気が散りやすく忘れっぽい、不器用で頻繁に転んだり、怪我が絶えないなど、まさに放って置けないキャラが全開ですね!

逆に、一つのことに集中しすぎて他が見えなくなる「過集中」も、よく見られます。そのわりに移り気だったりで、一筋縄ではいきません。

いつもおっちょこちょいのDさんは、営業部所属である。朝礼が終わると皆いっせいに会社を出てお得意先を回るが、Dさんは「あ、手帳を忘れた」「あ、携帯を忘れた」「あ、財布を忘れた」「あ、何を取りに来たんだっけ?」といつも何回もデスクに戻る。今日は珍しく戻らなかったDさんから、三十分くらいしてオフィスに電話がかかってきた。「あの〜、今日、私はどこに行くんでしたっけ?」

②よく動く！

「魅惑のキューピッドちゃん」は本当によく動きます。大人であっても「キューピッド」そのもので、まるで子どものように動きます。「スケジュール帳は予定でぎっしり」「じっとしてないでモジモジしたり、そわそわと体を動かす」といった、文字どおり「動く」行動が見られます。ひとことで言ってしまえば、落ち着きがありません。

一般には、年齢が上がるにつれてこのような行動は目立たなくなる傾向にあると言われていますが、大人でも多少残っていると思われる例はそれなりにあります。少し落ち着きなく見える大人に（あるいはその親に）子どもの頃の様子をうかがうと、「小学校の頃は授業中に立ち歩いていた」といったエピソードを聞けることがあります。

いつもせかせか歩き、せっかちなEさん。話しているときには、貧乏ゆすりや指でペン回しをしている。会社の会議が長引くと特にひどくなる。今日の会議も長引い

キューピッド…ローマ神話の恋の神クピドの英語名。愛欲の意。ウェヌスの子。翼を持つ幼児で、その黄金の矢で射られた者は恋にとらわれ、鉛の矢で射られた者は憎悪するという。

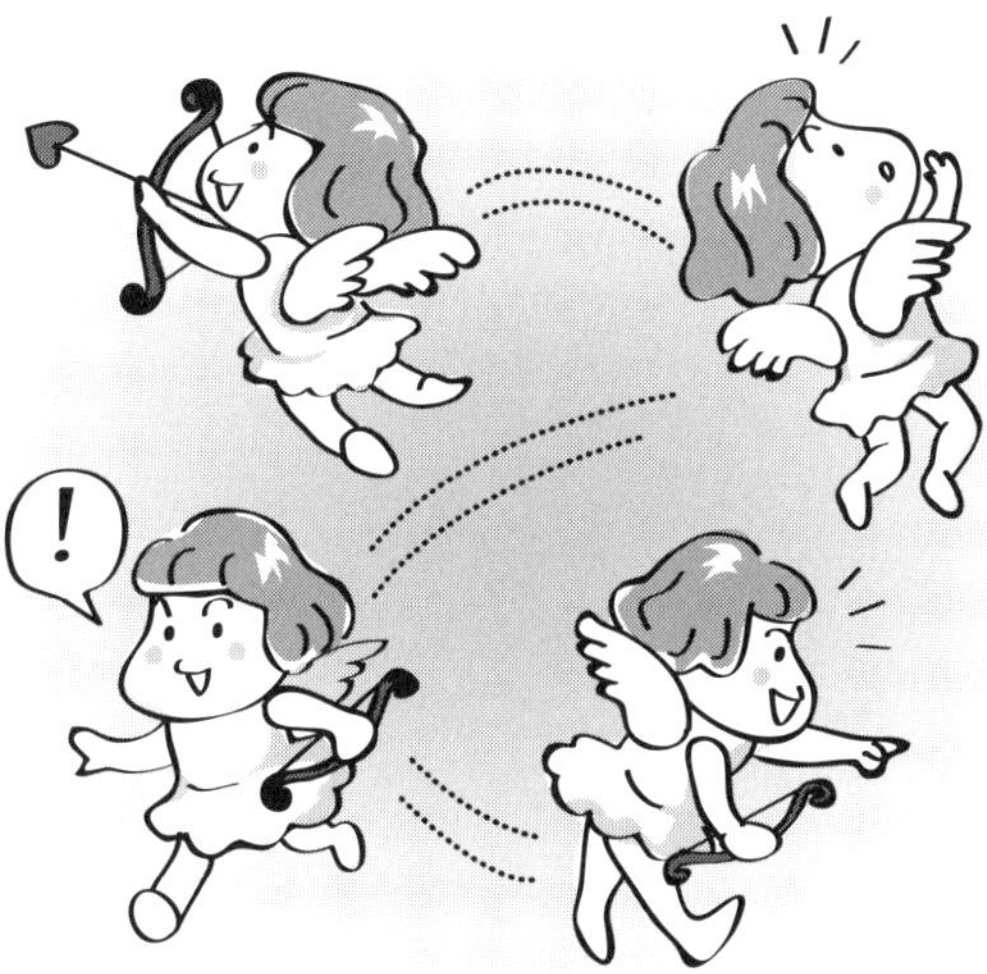

ていたが次第に落ち着きがなくなり、モジモジしてしまった。見かねた部長が、「Eさん、皆も疲れているだろうから、コーヒーを頼んできてくれますか」とお使いを頼むと、「はいっ」と喜んで出ていった。届いたコーヒーはなぜか全然数が足りなかったが。

③衝動的

「魅惑のキューピッドちゃん」は、（単に若さゆえではなく）衝動が抑えられません。「待てない」「割り込む」「しゃべりすぎる」などが挙げられます。順番やルールが守れず、思いつきですぐに行動してしまい、我慢ができません。薬物やアルコールへの衝動が我慢できず、乱用や依存などに発展することもあります。衝動買いなども多く見られます。

フットワークが軽く、世界中を旅しているという噂のFさん。年末年始の長期休み明けに会社に出てきたFさんは、げっそりとやつれていた。同僚が心配して声をかけると、「この年末はマカオに行って、カジノで散々負けてしまった。虎の子の現金は財布ごとなくすし、大変な目に遭った」と言う。「それでどうやって帰ってきたの？」「隣に座った中国人がチップをくれたんだ」。とんでもない衝動性があるが、同時にワールドワイドで魅力を発揮してしまったようだ。

このような「魅惑のキューピッドちゃん」ですが、おっちょこちょいは、あちこちに注意が移るためおっちょこちょいになっているので、裏を返すとあちこちに注意が向く、興味のアンテナが広いということになります。また、よく動く、衝動的なのは、同様に、フットワークが軽く、思いついたことはすぐに行動に移すということの裏返しになります。あちこちに注意がいくのですが、一度これというものにはまると脅威の集中力を発揮する力もあり、発明家や冒険家として名を馳せる人物もいます。また、物事の要点を素早くつかむことが上手で、すぐに行動する、（退屈に耐えられないという特徴の裏返しとして）常に新しいこと、楽しいことを見出すのが好きで、たくさんの良いアイディアを生み出すアイディアマンとして活躍されている方も多いです。長期的な展望や計画性、全体を俯瞰したりいろいろなことをうまく連携させるのは苦手なので、すぐに結果に結びつくことを好むところがあります。いわゆる果断即決タイプの企業リーダーの中にも、この特徴を持つ方がよくいらっしゃいます。

このように、「魅惑のキューピッドちゃん」は弱みと裏返しの強みを持っていますが、不思議と彼らを支える人を惹きつけてしまうようです。冒険家にしろ、アイディアマンや企業リーダーにしろ、おっちょこちょいなだけの「魅惑のキューピッドちゃん」でも、なぜか彼らを支えるマネージャー的存在、お母さんのような存在が傍らにいることが多いように思います。もちろんこのような特徴は、裏目に出れば周囲に嫌われてしまうこともありますが、彼らに惹きつけられる人はまた必ず出てきます。このあたりが「魅惑的」なのだと思います。

ほかには、困っている人を放っておけない性分の方も多く、世話係や何か人の役に立つ役割を与えられると予想以上に面倒をみてくれて、期待以上の活躍をする、ということが多々あります。いわゆる親分肌の人の中にそのような人もいます。

要は、彼らを生かすも殺すも環境次第ということです。もし「魅惑のキューピッドちゃん」を見つけたら、自尊心を貶《おとし》めないように、彼らの強みを見つけて、それを生かすようにしてあげてくださいね！

4 「魅惑のキューピッドちゃん」との付き合い方

それでは、「魅惑のキューピッドちゃん」とどのように付き合っていけばよいのか、説明をしていきます。

（1）「魅惑のキューピッドちゃん」への対応法

①気づきを促す

まず、「魅惑のキューピッドちゃん」の特性に気づき、理解することが、第一歩になります。本人だけではなく周囲にも、キューピッドちゃんたちが起こすさまざまな問題は怠慢や反抗が原因なのではなく、持って生まれた特性による不注意、衝動、多動であることを理解してもらいます。その際、職場の産業医や保健師、外部のクリニックの精神科医など、医療職を巻き込んだほうがスムーズだと思います。そのうえで、以下のような対応を行うとよいでしょう。

②生活環境調整

「魅惑のキューピッドちゃん」たちの集中力を高めるには、注意が散漫にならないような生活環境の調整が有効です。

刺激を遮断する

たとえば、職場の座席が人の出入りの多い入り口付近だと、人が

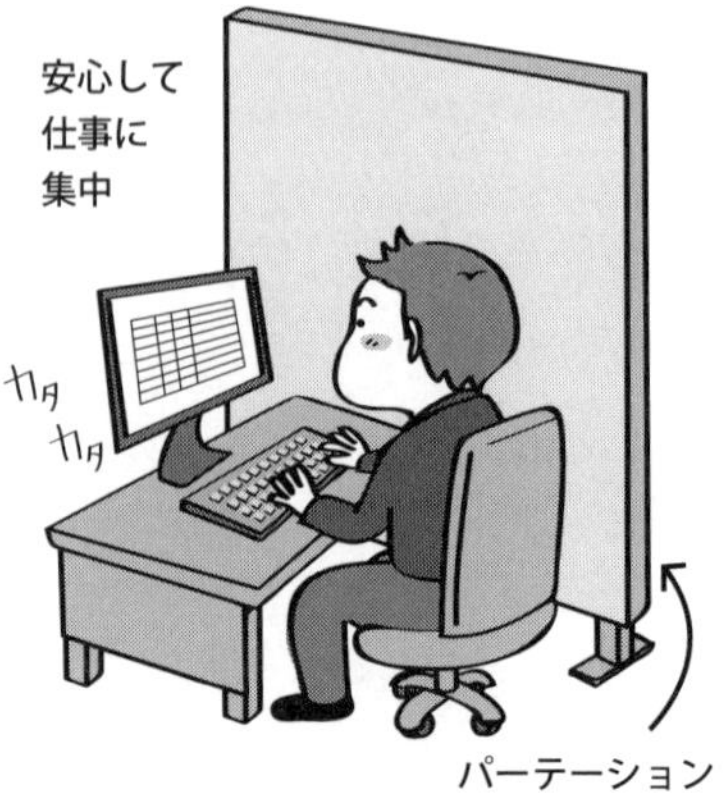
安心して
仕事に
集中
カタ
カタ
パーテーション

通るたびにそちらに注意が向いてしまい、集中できなくなってしまいます。大きな窓に面していると、外の風景や鳥の動きなどに注意が移ってしまうこともあります。できるだけそのような刺激を避けた、奥まった位置などに座席を移すとよいでしょう。諸事情で移動が難しい場合は、衝立《ついたて》などを使って刺激から遮断するのも一つの方法です。

話す場所を選ぶ

話しかける際にも、場所の設定などが大事になります。話している最中に隣で音がしたり、人が通るような場所だと、そちらに注意が移ってしまいます。ただでさえ不注意で忘れっぽいのに、話している環境がそのような場所だと、会話内容を文字どおり「聞いていない」となってしまいます。あとになって「さっき言ったよね」と詰め寄ったところ本人には聞いた覚えはなく、話したと思っているほうからすると、「聞いたくせに嘘をついている」とか、「忘れるなんて大丈夫か?!」と、ネガティブな感情を抱いてしまうでしょう。このように、「言ったのに聞いていない」をできるだけなくすためにも、場の設定は重要です。大切な話はできるだけ、個室や刺激が少ない応接室などを選んで話したほうが無難です。

整理整頓のルールを決める

整理整頓が苦手な人も多いので、隣の机の人が迷惑をこうむるかもしれませんし、大切な書類をどこかにやってしまったり、期限が近い書類を放置してしまうかもしれません。それが後にトラブルとなり、大切なクライアントに迷惑をかけてしまうかもしれません。仕事であれば、それで本人を指導するのも必要かもしれませんが、結局、周りの人が尻拭いをしなくてはならなくなってしまいます。

もし、隣席に「魅惑のキューピッドちゃん」がいて書類の雪崩をおこしそうになっていたら、整理整頓のルールを明示化し、「不要なものは捨てる」癖を浸透させるようにします。たとえば、色分けをした箱を置き、赤い箱はすぐに使うもの、黄色の箱は後で確認するもの、緑の箱は保存するものなどと、ざっくり仕分けできる箱を作るといった工夫をして、それを徹底することで、じっくりと物事に取り組めるような環境を整えるようにします。

ところで皆さんは、鍵や携帯電話、はさみや爪切りなどの道具は、使いたいときにいつもすぐ見つかりますか。朝の忙しいときに限って鍵が見つからない、などということは誰しも経験があるのではないでしょうか。整理整頓をし、物をいつも同じところに置くという習慣をつけることは、「魅惑のキューピッドちゃん」だけでなく、職場のすべての人にとっても良いことです。同時に部署内を整然と保ち、作業を効率化するのにもきっと役に立つはずです。「魅惑のキューピッドちゃん」を特に意識していなくとも、これらの構造化に取り組んでいる会社はたくさんあります。

③優先順位の選定（一覧表での順序立て）

「魅惑のキューピッドちゃん」は、やるべき課題の優先順位をつけることも苦手です。目の前に飛び込んできた課題にすぐに飛びついてしまい、終わらないうちに次々と目移りしてしまいます。そして締め切りが間近の仕事を後回しにしてしまい、後々問題になってしまいます。

このような場合は、やるべき課題を一度きちんと紙などに書き出して視覚化することで、優先順位を決定しやすくなり、結果として本人なりの順序立てができるようになります。逆から言うと、課題を絞って（なるべ

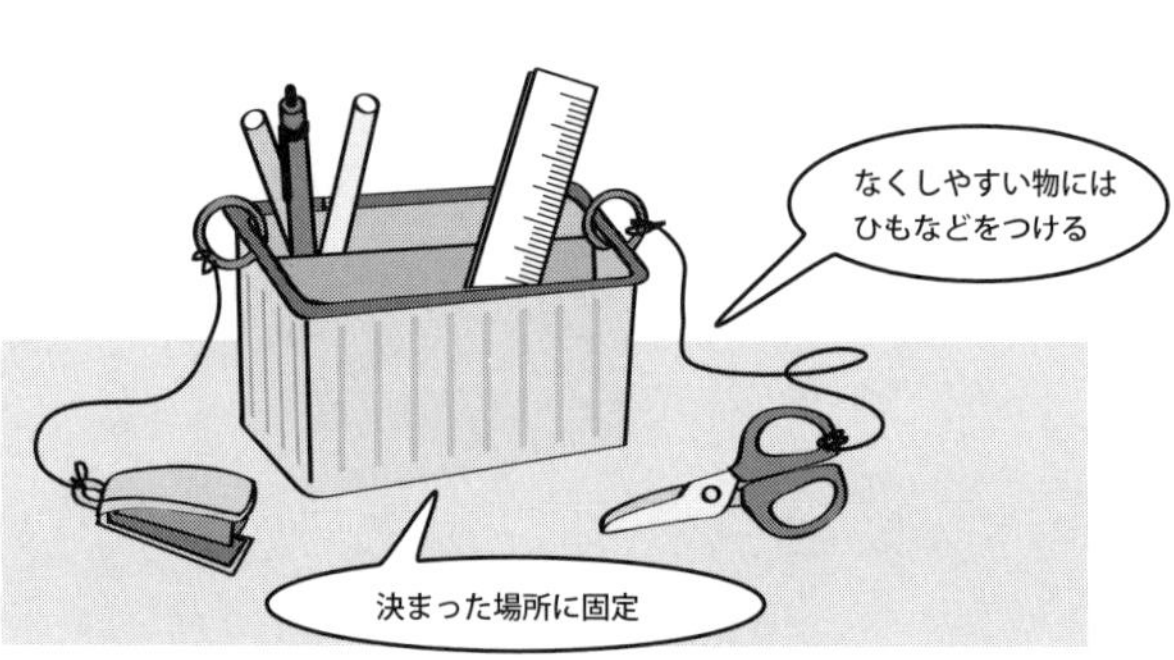
なくしやすい物には
ひもなどをつける
決まった場所に固定

く細分化して）与えることで、その細分化された作業に没頭し、達成することができます。むしろ過集中状態になり、フツー・パーソンよりも強い集中力を発揮することもあります。もちろん、無駄なところに集中してしまわないように、ガイドは必要です。

④スケジュール管理（ハイテク機器の活用）

スケジュール帳や携帯電話のリマインダー機能を活用してスケジュールを管理したり、毎朝スケジュールを確認する時間や工程を決めておくことで、大切な予定を忘れたり、抜かしたりすることが少なくなるでしょう。大事なときだけやるのではなく、習慣化するように毎日毎日やっていきましょう。

また、いかに優れた方法でも、一人で行うと三日も続かないものです。やはり、日常生活でも職場でも、絶えず励まし勇気づけ、そのユニークさを認めてくれるコーチのような存在が求められます。実際、不思議とそういった人が近くで支えていることが多いように思います。

⑤忘れないようにさせるには

覚えておくべきことはすぐにノートに書いて、付箋を貼っ

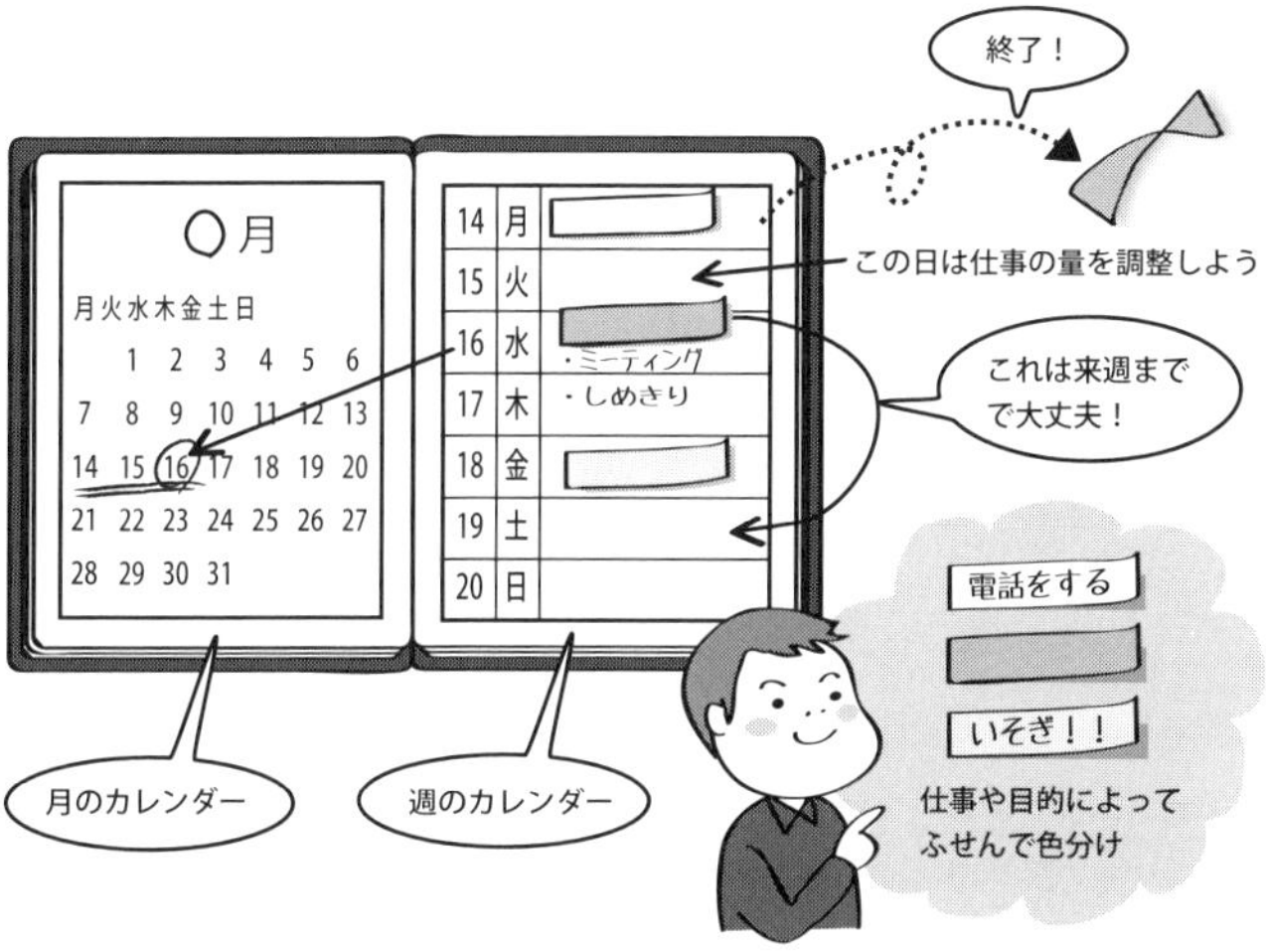

てもらうようにします。また、付箋を利用して、たとえば机の仕切りの壁など、目につくところに貼るという方法がお勧めです。そして、必ず見る時間（出社後、昼休み後、帰る前の一日三回など）を決め、見る癖をつけます。そして、頼まれたことは「すぐにやる」癖がつくよう、声掛けするようにしてください。すぐやる必要のない指示は混乱のもとなので、できるだけ直前に出すようにします。

（2）心の面でのポイント

①自己コントロール

「魅惑のキューピッドちゃん」にとって自己の感情や衝動のコントロールは、最も克服すべき課題です。「怒り」のコントロールがその代表と言えます。成人になるにつれて、子どもの頃よりはコントロール力がついてはきますが、ストレスや疲れがたまってくると怒りの制御が弱くなってしまうこともあります。そのため、ストレスマネジメントと怒りのコントロールを併せて行うことが大切です。

その解決方法として、「タイムアウト（しばらく深呼吸をしたり、数を数えたり、その場から離れるなど）」「アンガーログ（不安や怒りを記録し、事前の対処を試みる）」「セルフケア（リラクセーションなど）」などを実践していきます。自分だけの時間や場所をつくり、クールダウンできる居心地の良い空間を確保しておくことも大切です。興奮しているような場合は、「休憩室でひと息入れて、十五分後にまた話そう」などと声をかけるとよいと思います。

②何事もほどほどに！

彼らは物事にはまると、驚異の集中力を発揮します。それは彼らの長所とも言えますが、なかなかそれを制御できません。自分の体調不良やストレスにも気づかず、突っ走ってしまうこともよくあります。ある程度は周囲がコントロールしてあげることが大切です。

③愛を持った視点を大切に

「魅惑のキューピッドちゃん」の特性が顕著な場合、度重なる注意や叱責が原因で、徐々に自己評価が低下し、劣等感が強まってしまうことがよくあります。その結果として衝動性が高まったり、「どうせ私なんて……」と自暴自棄な行動に走ったりすることもあります。「魅惑のキューピッドちゃん」が本来持っている、「優しさ」「純粋さ」「素直さ」「ユニークさ」「フットワークの軽さ」「面倒見のよさ」などの良い面を見出して、上司や同僚、パートナーが褒めること、認めることを続ければ自信が回復し、新たな積極性が得られ、素晴らしい業績を残すかもしれません。また、その達成感がさらに自信をつけ、自己肯定感を維持していきます。良きコーチに導かれながら、ユニークな発想力や持ち前の実行力や実践力を発揮し、他に

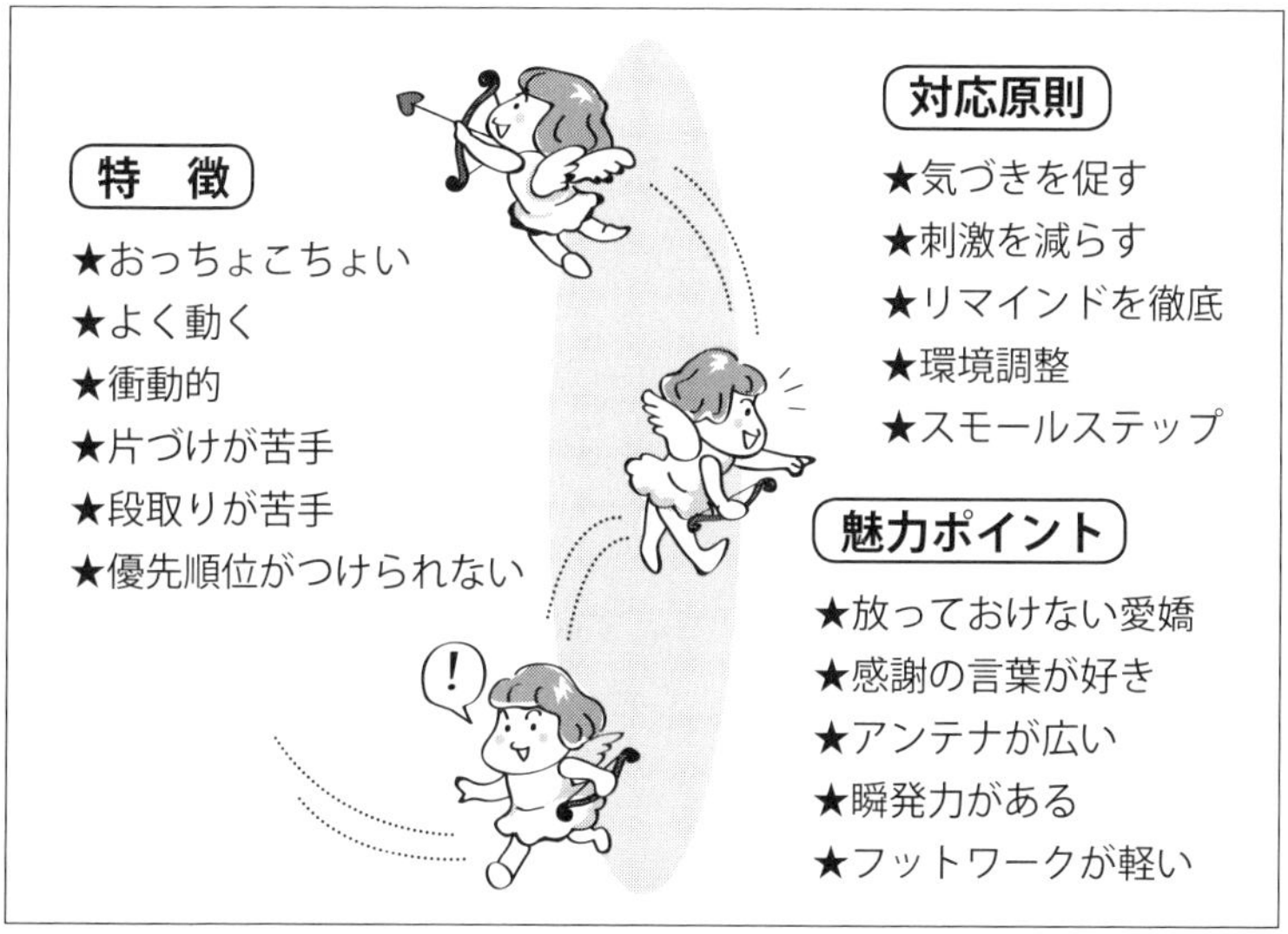
特　徴
★おっちょこちょい
★よく動く
★衝動的
★片づけが苦手
★段取りが苦手
★優先順位がつけられない
対応原則
★気づきを促す
★刺激を減らす
★リマインドを徹底
★環境調整
★スモールステップ
魅力ポイント
★放っておけない愛嬌
★感謝の言葉が好き
★アンテナが広い
★瞬発力がある
★フットワークが軽い
!

図2－2　魅惑のキューピッドちゃん

ない素晴らしい発想を展開していくことでしょう。

このように、周りの支援や環境調整ひとつで、彼らの強みが生かされるのです。周囲にいる全員とは言いません。そのうちの誰かがコーチとして、親として、あるいは秘書やブレーンとして、さらに言えば魅力を引き出すプロデューサーだと思って、温かい支援を心がけみてください。きっと「魅惑のキューピッドちゃん」の虜になりますよ！

④これだけはダメ！

彼らの特性上、できないことを強要することは避けてください。たとえば、不注意傾向がある人に「気をつけろ！」と言って、運転業務に従事させて事故を起こしてしまったら、取り返しがつきません。とはいえ、本人に合わせてすべての社内のルールを変えたり、本人ができる業務だけ与えるなどということは、できるわけもありません。

一方で、できないことも他の方法で補いながら行っていくと、できることが少しずつ増えていきます。ですから、本書で紹介したような支援を行い、まずはできるレベルまで歩み寄って、スモールステップで少しずつその範囲を広げられるように後押しをしてあげることが大切です。手間暇かかって大変だとは思いますが、長い目で見れば、本人にとっても周囲にとっても、そのほうがベターだと思います。

5 ユニーク・パーソンはつらいよ

これまで繰り返し述べてきましたが、ユニーク・パーソンはそのアンバランスさが特徴の一つです。その能力を最大限生かすことができれば、普通の人が到底及ばない能力を発揮します。もし彼らが自分の強みを生かして、自分の得意なことだけをひたすらやり続ける仕事に就いているのならば、本人も職場もWin-Winです。ですが、現実はそういうわけにはいきません。不得意な仕事が割り振られることや、「社会常識」や「普通のコミュニケーション」が求められ、なぜできないのかと責められることも多いでしょう。そうすると、彼らは普通にしているだけで、普通の人が感じないことで、さまざまな困難を感じることになります。

このようなときに周囲の理解やサポートが得られないと、非常に強いストレスにさらされてしまい、さまざまな症状が出てくることになります。たとえば、「自分は周りが普通にできることができないダメな人間だ」などと自分を責めたり、情緒不安定になったり、ひきこもりになり会社に行けなくなったりします。こういった、持って生まれた特性のために後々生じてくるさまざまな症状（二次障害と言います）に、苦しみやすくなるのです。

では、こうした二次障害が間違われて、別の診断が下されてしまうケース（実は精神科でも誤診されることがあります）と、そのような症状を生じさせないために周囲がどのようなことに気をつけていくべきか、述べていきたいと思います。

繰り返しますが、その特徴が周囲から理解されず、否定的な評価や叱責などの不適切な対応が積み重なると、彼らは否定的な自己イメージを抱いたり、自尊心が低下してしまったりします。そのことによって、情緒の不安定、反抗的な行動、深刻な不適応を招くことがあります。症状の出方としては、極端な反抗、暴力、反社会的行為など、行動上の問題として他者に向かってしまう場合と、不安や抑うつ、強迫症状、対人恐怖、引きこもりなどの内的な苦痛を生じ、内へ内へと向かう場合があります。また、彼らが持っているこだわり、感覚過敏などの特性が、著しく強く表れる場合もあります。これらの症状が本人の特性と相まって、同僚や上司、人事担当者、産業医、産業保健スタッフ、ときには主治医にさえ、「難しい」「よくわからない」「治らない」といった印象を与えてしまうのです。

以下に挙げるような病名で診断・治療を受けているのに、なかなか良くならない、何だかおかしいと感じるような場合は、ユニーク・パーソンを念頭に置いて、専門医にセカンドオピニオンを求めてみるとよいでしょう。

ユニーク・パーソンがかかりやすい病気、隠れている病気

・うつ病、うつ状態
・適応障害
・依存症（アルコール、ギャンブルなど）
・不安障害
・強迫性障害
・身体表現性障害

ユニーク・パーソンと間違われやすい病気

・統合失調症
・双極性障害（躁うつ病）
・人格障害

（1）見過ごされたユニーク・パーソンのケース

以下に、典型的な、ユニーク・パーソンが見過ごされやすいケースを紹介したいと思います。

①統合失調症が疑われ、治療を受けたが良くならなかったケース

統合失調症とは

精神科の疾患の一つです。いないはずの人の声が聞こえてしまう幻聴（自分の悪口を言う声が聞こえるなど）や、関係ない物事を自身に関係していると思い込み、訂正ができない妄想（あのスピーカーは宇宙人が自分を監視するためにつけたものだ、ＣＩＡに狙われているなど）といった症状を特徴とします。

ケース

ふだんから物静かで、黙々と自分のペースで仕事をするタイプでした。また、時間に細かく、自分の手順どおりに完璧にしないと気が済まず、周囲には真面目で几帳面で気難しいと思われていました。

繁忙期になり、入社以来はじめてというほど業務量が大幅に増え、帰りは毎日深夜となりました。次第に、疲れてくると子どもの頃から大好きだったアニメのキャラクターの声で、「頑張れ、頑張れ」と励ます声が聴こえるようになりました。上司にその話をすると心配され、精神科を受診するように指示されました。受診をすると「統合失調症」と診断を受け、投薬治療が始まりました。しかし、声が聞こえるという症状は一向に改善せず、次第に強い薬が出され、呂律《ろれつ》が回らなくなったり、よだれが垂れるようになってしまいました。歩くとふらつきも出てしまい、会社に行けなくなる日が出てきました。

見かねた上司が産業医に相談し、面談をすることになりました。産業医面談で、症状の背景にはユニーク・パーソンの特徴がありそうだと判断され、別の精神科に紹介をしたところ診断が変わり、薬の量が減り、身体の症状はなくなりました。また、心理検査を行ったうえで、本人の特性を踏まえて周囲の対応を変えるように、とのアドバイスを受けました。職場で業務調整を行い、仕事量が減ったところ、症状は改善しました。繁

忙期が過ぎ、しばらくすると、すべての症状がなくなりました。

解説

実はユニーク・パーソンの中には、子どもの頃から豊かなファンタジーがあり、心の中に友だちがいたり、キャラクターの声が聴こえたりすることがあります。あるいは、昔言われた嫌なことなどをあまりにも鮮明に思い出してしまい、あたかも「今まさに言われている」と感じる（＝「聞こえている」と感じる）ことがあります。これらの症状を率直に精神科医に告げると、時に「幻聴」として扱われてしまい、統合失調症と診断され、結果、まったく必要のない対応や治療を施されてしまうケースがあります。そして、薬の副作用によって生じた身体の異変が「症状の悪化」と判断され、さらに薬の量が増えてしまい、ますます副作用による症状が悪化するということも起こり得ます。他の病気でも同様だと思いますが、うまく治療が進まないような場合には、セカンドオピニオンを得ることも必要かもしれません。

②強迫性障害の症状が長引いてしまうケース

強迫性障害とは

考えたくないのに不安なことが思い浮かんでしまい、抑えられないという強迫観念や、その不安を解消するために、意味のないことを繰り返してしまうという強迫行為を特徴とします。たとえば、自分の手にバイ菌がついているという不安にとらわれ、手の皮がむけても手洗いを繰り返す、鍵を閉め忘れて泥棒に入られるという不安がぬぐえず、外出先から何度も帰って鍵を確認する、などの行動をとります。

ケース

昔からこだわりが強いタイプでした。夏場に職場で汗のにおいを軽くからかわれたことをきっかけに、腋の消臭剤を多量に塗るようになりました。次第にエスカレートし、一日一本スプレーを使い切るようになりました。それでもにおいが気になり、職場にいるだけで苦痛を感じるようになりました。次第に休みがちになり、あるとき職場に「強迫性障害のため療養を要する」という診断書が送られてきました。精神科で治療を受けているようですが、一向に良くならずに経過していました。会社の保健師が状況を確認すると、投薬治療を漫然と受けており、ここしばらく薬の調整もなされていない状況でした。

解説

ユニーク・パーソンの中には、「孤高の匠くん」のように、非常にこだわりの強い人がいます。このような人が何かの拍子にスイッチが入ると、強迫症状に進んでしまうことがあります。症状だけで言うと、「こだわり」なのか「強迫」なのか線引きが難しいこともあり、治療が長引くことがあります。仮に今、目に見えている症状が、ユニーク・パーソンの特性である「こだわり」の延長の症状だとわかったとしても、簡単に治療できるわけではありませんが、特徴を念頭に働きかけを変えることができます。また、いたずらに薬を用いるのではなく、環境調整や別のきっかけを与える（たとえば、高名な皮膚科を受診し、においがないことを証明してもらうなど）ことで、症状が軽減することもあります。

いずれにしても、単なる強迫性障害なのかユニーク・パーソンなのかは、治療をするうえでは大切な見極めポイントなのですが、一般の診療の場面では、ユニーク・パーソンの視点が見過ごされやすいのも事実です。

③うつ病と診断を受け、休職が長引いているケース

うつ病とは

本来は、原因がなくても発症しうる気分の落ち込みや、楽しい気分がなくなってしまうといった症状を特徴

としています。昨今では、「新型うつ病」といった呼び方をされる一群が増えているようです。すなわち、会社ではうつ病の症状が出るが、プライベートでは楽しく遊んでいるというのがそのイメージです。

ケース

某有名大学出身で、学歴自慢をしているような人でした。仕事はあまりできるとは言えず上司からたびたび叱られていましたが、あるとき上司に厳しく叱られた後から休み始めました。主治医の診断はうつ病で、投薬治療が始まりました。薬を飲むと副作用で動けなくなってしまいましたが、出されたとおりにすべて内服していました。なかなか良くならないということで二年以上休職していましたが、休職中にハワイに行った写真をブログにアップしていたのを同僚が見つけ、職場では顰蹙《ひんしゅく》を買っていました。人事担当者からは「新型うつ病ではないか」と言われ、敬遠されています。

解説

メンタルヘルス不調で専門医に治療を受けていても全然良くならないケースの中に、ユニーク・パーソンが隠れていることは往々にしてあります。また、ユニーク・パーソンは感覚が過敏だったり、副作用に弱かったりすることもあり、副作用とはわからずに主治医に症状を告げると、それが病気による症状だと誤認されてさらに投薬量が増えたり、延々と薬を変え続けられてしまうということがあります。結果、ますます体調は悪くなってしまい、休職期間だけがいたずらに伸びてしまいます。加えて、人の言うことを純粋に、あるいは字義通りに受け取ってしまいますので、主治医から「楽しいと思うことをどんどんしなさい」「楽しかったことを日記につけるようにしなさい」とアドバイスを受けると、フツー・パーソンだったら周囲の目を気にしてできないようなことをしてしまい、「ハワイに遊びに行ったという楽しかったことを、ブログに書き残す」となるのです。本人たちには悪気はなく、むしろ、言われたことを従ったにすぎない、という側面があるのです。

さて、このようなユニーク・パーソンは、いたずらに薬に頼っても良いことは全然なく、むしろ本書で書かれているような対応を行うことで解決が得られます。その特性を見過ごされて誤った対応をされた結果、数年間休職していたユニーク・パーソンが、休職期間満了を目前にしてユニーク・パーソンの特性に沿った対応に変えただけでみるみる症状が改善し、職場復帰したという人たちを、私たちはこれまで何人も支援してきました。

＊　＊　＊

これらのケースのように、一見すると他の症状のように見え、実はユニーク・パーソンの二次障害だったということは、臨床の場でよく経験します。また、先にもお話ししましたが、精神科医や産業医でも、特性がはっきりしていれば別ですが、「ユニーク・パーソン」レベルの人たちの診断をつけるのは難しいですし、勇気がいります。診断がきちんとつかなければ、無駄な治療を受けたり、場合によっては失職してしまう方もいらっしゃいます。そうなれば、大きな社会の損失になります。また、仮に診断がついたとしても、本人だけの努力に任せていては、二次障害を防ぐことはできませんし、はかばかしい改善も見込めません。一方で、上司の指示の出し方一つ、話しかけ方一つ、あるいは異動などの環境整備で、嘘のように簡単に治ることも多々あります。要は、多くの方が彼らの特徴を理解し、適切に支援をしていただくことが大切なのではないかと思います。

第3章

あなたの周りの「孤高の匠くん」

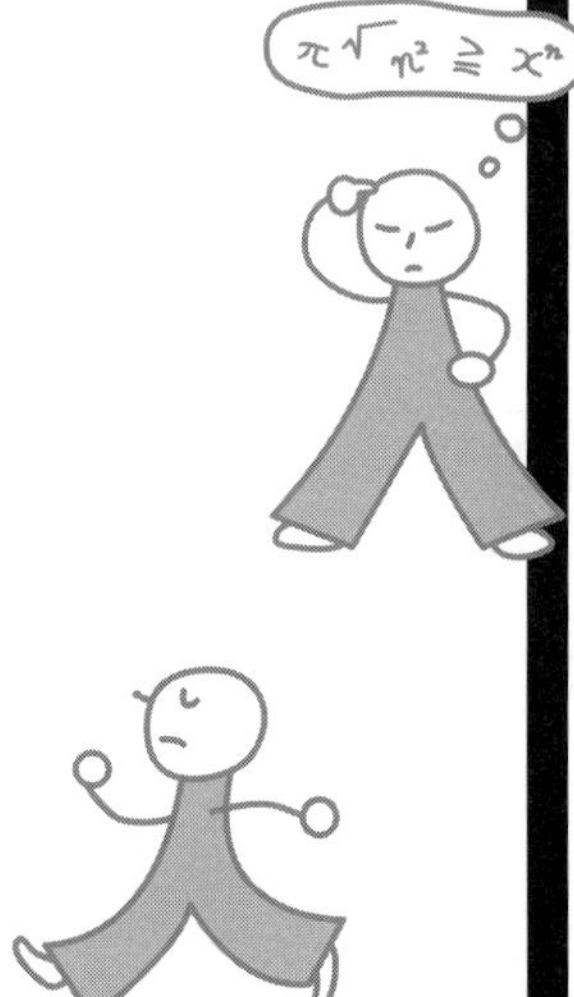

第3章、第4章では、よく出会うユニーク・パーソンの例を挙げて、その特徴と彼らへの対応方法を説明していきたいと思います。

まずは登場人物からご紹介します。ドクターD（以下、D）は、精神科出身の産業医です。ある企業の専属産業医を経て、中小企業から大企業、学校法人など、さまざまな職場のメンタルヘルスを扱う「メンタルヘルス・ラボ」を立ち上げ、幅広く産業保健活動を行っています。ラボでは、米国で心理学を修めて帰国したばかりの梅本心理士が、助手を務めています。

では、一人目の「孤高の匠くん」のケースを見ていきましょう。

1 高学歴を鼻にかける自慢屋の「孤高の匠くん」

このケースの主人公は縞《じま》さん。電気工事会社に勤務する入社三年目の男性社員です。超一流大学の出身で、入社直後から業務に関する知識をひけらかし大口を叩いたり、「僕はこんな会社に来る人間ではなかった。将来資格を取ったら辞める」などと言ったりして、周囲からも見放されつつあります。なんとかしたいと考えた広居課長が、ドクターＤのところに相談に来ました。

（１）産業医との面談

①上司と産業医の面談

広居　実は、部下のことで相談があります。部下の縞《じま》ですが、周囲から嫌われていて、浮いてしまっているのです。素晴らしい学歴だし、実際、事務処理などはとても早いのですが、それを鼻にかけているというか……。これは病気ではないでしょうか？

D　そうですね、程度にもよりますが……。ほかに何か気になることはありますか？

広居　いろいろあるんです！　知識は確かにすごいのですが、とんでもないミスをすることもあって、それを注意すると「そんなこと聞いていなかった」なんて言うんですよ。

D　とんでもないミスといいますと、具体的にはどのような感じですか？

広居　まぁ、いろいろありましたが、よくあるのが言葉遣いですね。メールとか。大事なお客様にメールを書く際に、普通は「僕」とか使わないですよね?!　それが、縞は平気で「僕」と書いたり、私がこのような趣旨で返答しなさいという意味で書いたメールを、そのまま送ってしまったりするんですよ。

D　それは確かに、とんでもないと思いますよね。

広居　ええ。それで見かねた先輩が指導したら、「これまで指導されたことはない。○○大（卒業大学）のスタイルだ」などと言うものですから、余計に皆が腹を立ててしまって。収めるのが大変でした。

D　ほかにもいろいろとありそうですね。後ほど、周囲の皆さんが困っている情報をできるだけ具体的にまとめて、見せていただけますでしょうか？　それをもとに縞さんとも面談して、今後のことを考えたいと思います。最後に、広居課長としては今後、どのようなことを希望されますか？

広居　私も彼には随分大変な思いをしてきましたが、まぁ彼にもそうですが、周囲の者たちに対してですけれど。辞めてほしいとかそういうのではなくて、まだ若いですし、これからなので。病気であれば何とか良くしてもらいたいですし、そうでなくても、何とか会社で適応して、本来ある力を発揮できるようにアドバイスをもらえたらな、と思っています。もうちょっと謙虚になってくれるとね……。

D　わかりました。どうもありがとうございました。

解説

近頃、このようなケースの相談を受けることが多くなりました。学歴や資格などから期待されるほど実作業ができないが口は達者。相手の気持ちを思いやることができず、独り善がりに聞こえる。周囲は皆、「変わっている」とか「何かがおかしい」と感じているのに、具体的には何も言えない。病気なのかもしれないけれども、「精神科に行け」と言うわけにもいかず、誰にも相談できず時だけが経っていく……。

産業医を置いているような企業の場合は、比較的気軽に（広い意味での）健康相談に乗ってもらえると思います。「こんなこと、相談することではないかも」「こんなこと相談して怒られたらどうしよう」と思うかもしれません。でも、「病気かどうかわからないけれども困っているので来た」というのは、実は予防医学を実践している産業医の観点からは、とても有益な情報です。また、このケースのような場合、ユニーク・パーソンなのか単なるそのような性格の人なのかというのは、最終的には医師の中の、精神科医の中の、児童青年期の精神医学を診ることができる医師が行うことであって、判別は難しくて当然です。もしこのようなことでお困りの際は、積極的に相談してみるとよいでしょう。

さて、ドクターDは後日、広居課長から提出された職場での「お困りごとリスト」をもとに、縞さんと面談を行うことにしました。

課長、同僚による「お困りごとリスト」の一部

・メールの文章が子どもっぽい（「僕」などの表現を使う、敬語が使えない）。
・以前修正したのと同じようなミスを繰り返す。
・スキルがないのに知識をひけらかす。
・報告・連絡・相談がうまくできない。
・「将来辞める」とか会社の悪口などを一方的に話す。

②本人と産業医の初回面談

当日は広居課長が心配してついてきて、縞さんも同席を希望したため、三者での面談となりました。

D　こんにちは、産業医のDです。今日はどのような面談だと思っていらっしゃいますか？
縞　え？　そっちが呼んだんでしょ。
D　まぁそうですけれど。何か困っていることとかありますか？
縞　僕はないですよ。だから広居さんが、あぁ、広居課長が、いや、広居課長が、そこのところよくわかっているので、説明してくれます？

広居　本人はこのように言っていますが、周囲が困っていることがありまして……。

D　広居さん、ありがとうございます。ご本人が特別困っていないということがわかれば大丈夫です。それでは、職場で困っていることを少し確認しますね。ミスを繰り返すというのは、ミスが多いということですか？

縞　ミスは多くはないです。

広居　そうですね、頻度は多くはないのですが……。仮に、文書が「ですます調」になっていて、「である調」に直すとします。こちらで最初の一文を「である調」に書き直したら、普通はすべて直しますよね。ですが、次の一文だけしか直さないんです。

縞　「ですます調」の修正なんてしてないし。そんなことなかったですよ。

広居　いや、だから「仮に」ということですよ。

縞　「仮に」ないことをあったと言うのですか？　それは……（ブツブツ……）

D　まぁまぁ、状況はわかりました。後は、いわゆる「報・連・相」が難しいのでしょうか？

縞　ああ、それはぶっちゃけ、よくわかんないっす。広居さんとか、あぁ、いや広居課長や先輩とかに言われて本読んだんですけど、「できてるし」って思うし。報告しているし。

広居　まぁ、それはそうだけれど。前言ったのは「タイミング」でしょう？　納期の一週間前に全然仕事が進んでないことがわかって、大変だったでしょう？

縞　ってか、間に合いましたよね、結局。そもそも「いつ報告しろ」なんて言われてないし。

広居　どれだけ、周りが大変だったか……。

D　どうやら、コミュニケーションや指示の受け取り方の齟齬《そご》がありそうですね。一度に解決しませんから、少しずつ取り組んでいきましょう。最後に、何か言いたいこととか、聞きたいことはありませんか？

縞　Dさんは……。

広居　D先生だろ。

縞　え、あぁ。D先生は何大学出身ですか？

広居　縞さん、それは……。

D　いえ、大丈夫ですよ。私は△△大学ですよ。

縞　お！　D先生、やるね～。あそこの医学部は、僕が出た○○大学の理学部よりも偏差値が高くて……。

D　ハハハ、ほかには何かありますか？

縞　ああそうだ。本当に「ですます調」の間違いなんてしてないです。

解説

いかがでしょうか。「あ、似た人がいる！」「うわっ、こんな人がいたら大変だな」など、いろいろな感想を持たれたかもしれませんね。

余談ですが、このようなケースについて発表したり文書にまとめたりしていると、「対応するお医者さんも大変でしょう」と同情されることがあります。でも、実際のところ、私たち「ユニーク・パーソン」の専門家にとっては（ひょっとして私たちだけ?!）、彼らはとても愛すべき存在です。文章だと伝わりにくいかもしれませんが、上記のような例も、面談後にネガティブな感情が起こるようなことはなく、むしろ「楽しかった」というポジティブな感情に近いものが残ります。

さて話を戻しますと、面談での会話より、超一流大学卒という触れ込みや秀でた事務処理能力や知識量に反し、社会的な行動があまりに稚拙、年齢相応の常識が身についていない（敬語、敬称や役職名の使い方など）、修正の応用が利かない、学歴やミスの訂正（「ですます調」のくだり）にこだわってしまう、唐突で独特なコミュニケーション、などの特徴がよく出ていると思います。これらのことを考えると、縞さんは単なる「自慢屋さん」ではなく、「孤高の匠くん」のパターンに当てはまると思います。この時点では本人には困っていることがあまりなさそうですが、周囲は困っているので、早い段階で何らかのサポートを行わないと、将来周囲と取り返しのつかない衝突を起こしたり、不適応を起こしてメンタルヘルス不調に陥ってしまうかもしれません。サポートを行っていく際に、ネガティブな感情に凝り固まらず、本ケースのように「困ってはいるが何とかしてあげたい」という前向きなスタンスの上司や同僚の存在は、大きな意味を持ちます。

ところで、このような自覚症状に乏しいケースの場合、医療の対応にうまく乗ることができず、一度は受診しても通院が続かないこともあります。また、対応する医師によっては、「必要ない」と帰されることもあります。このようなケースでも丹念に話を聞いていくと、自覚的に意識にのぼったことがなかっただけで、何かしらの困りごとを抱えていることがあります。

ユニーク・パーソンは客観的に自己をとらえられないことがあり、他者から指摘を受けてはじめて気がつくことがあります。得られた気づきをもとに対応を進めていくと、本人にとっても「悩みが解消されていく」というポジティブな気持ちになり、対応がスムーズになります。周囲の人が直接本人に指摘することは気が引けると思いますが、ドクターDが「ミス」や「報・連・相」について具体的に話題に上げているのはそのためです。経験的には、そのような話題を出したときはこの経過のように、（周りが思っているよりも）素直に「そうです」と認めたり、周囲の指摘を受け入れることが多いようです。ただ、理解の程度などを測りながら話をする必要があるので、そこは専門家に任せ、周りの人は具体的な事実に基づく情報を提供するとよいでしょう。

もしかすると、面談の最後のほうで、縞さんがこだわっている学歴についてドクターＤがはっきりと出身大学を述べていることに、違和感を覚える方もいるかもしれません。実は、こだわりの強いユニーク・パーソンの場合、相手のこだわりに乗ってしまったほうが手っ取り早く話が進んだり、信頼関係が得られたりすることがあります。ただし、下手をすると逆に「あんな三流大学出の医者の言うことなど聞く必要がない」となってしまってもおかしくありませんので、事前に情報を得たり、面談の中でキャラクターをつかんだりしたうえで行う高等技術です。ドクターＤは縞さんの履歴書を見て出身大学を知り、また、ユニーク・パーソンがこだわりやすい「学歴」というファクターを示したほうが信頼関係を築きやすいと判断し、あえて学歴を開示したのでした。

③本人と産業医の定期面談

初回面談の様子から、本人が自覚症状に乏しく医療機関の受診には拒否的だったうえ、メンタルヘルス不調もないため、産業医面談を定期的に行って本人と職場の調整をしていくことにしました。ドクターＤは信頼関係を築くことを意識して、面談を継続しました。いったん信頼関係ができると、縞さんはドクターＤに素直に悩みや思いを述べたり、判断を求めるようになりました。そのような面談の一幕です。

Ｄ　前の面談から今日までで、職場で叱られることはありましたか？

縞　あれから一度ありました。

D　何がありました？

縞　上司と得意先に行ったときに叱られました。

D　具体的にはどのようなことがあったのですか？

縞　はい。えーっと、得意先の部長が二カ月前に会ったときよりも太ったように見えたので、「太りましたね」と。そうしたら、「言っちゃダメなことがわからないのか！」ってすごい剣幕で叱られて……。でも、本当に太ったはずですよ、あれは！

D　……。どこが悪かったかわかりますか？

縞　うーん。ちゃんと体重を確認すればよかったんですかね？

D　いやいや、そうではなくて。その一言で、相手を傷つけてしまったかもしれませんよ。もしあなたが、「仕事できないね」とか言われたらどう思いますか？

縞　そりゃ事実だから、甘んじて受けますよ。

D　……。じゃあ、縞さんが友だちや家族から言われて傷つくのはどんなことですか？

縞　中学のときに、好きだった子に「ダサい」と言われたのが傷つきました。あれ以来、自分が言われなくても、「ダサい」という言葉を聞くだけで、あの子に言われた場面がありありと思い浮かんでつらくなるんですよ。

D　その部長は「太った」と言われたときに、まさに縞さんが「ダサい」というのを聞いたときに感じるのと同じくらい、つらくなったかもしれませんよ。

縞　そうなんですか！　それはきついですね！　もしかして先輩に「ハゲました？」と言うのもダメですかね？

D　もちろんダメですよ。

縞　ええっ！　それは気がつかなかった。危ういですね。ほかにもいろいろとありそう。どうしたらよいでしょう？

D　そうですね、上司にサポートしてもらうのはいかがでしょうか？

縞　いいですね！　何と言えばいいでしょう？

解説

定期的に面談を行っているうちに、相手の気持ちを理解できず、話す相手を傷つけたり怒らせてしまうところが今の部署では特に目立ってしまう（＝周囲が困ってしまう）、ということが明らかになりました。先にも述べましたが、ユニーク・パーソンの持つ特性はすべてが問題になるわけではなく、所属する組織や社会によって、問題となるかどうかが変わってきます。また、信頼関係ができ上がると、普通の感覚では「大の大人が聞くことではない」と躊躇してしまいそうなことまで、判断を求めてきたりすることがあります。面談の中でドクターＤが、本人が理解できるところまで噛み砕いて説明をしていますね。そのような行動は近年、職場に広がってきているコーチングのようなマネジメント手法とは正反対に感じられ、受け入れ難く感じるかもしれません。ただ、ユニーク・パーソンの傾向が強い場合は、いくら「どうしたらよいと思うか」を考えさせても答えが得られないことが多く、それよりは具体的な事象をとらえて、その都度、具体的な修正を行い、一対一対応の引き出しを無数に増やしていったほうが有効です。

(2) 経過

その後、縞さんの希望で、広居課長とドクターDの三者で、職場のサポートについて話し合うことにしました。

まず、ドクターDより、次のようなことが伝えられました。

- 今のところ、相手の気持ちを想像するのがうまくいかないことがある。
- 誰かと、特にお客様と話すことに、不安を感じている。
- しばらくは「具体的な修正」を積み重ねていく必要がある。

縞さん自身からも要望が出された結果、広居課長は、「大人にこのようなことをするのは気がひけるが、必要ならば」と述べ、縞さんが得意先に出すメールや、何か伝えたいときには必ず広居課長に確認し、具体的に直してもらってから実際のアクションを起こす、というサポートを行ってくれることになりました。

最初は手順が煩雑になり、お互いにやりにくさがあったようですが、次第に通常のルーチン作業となっていき、うまく回るようになりました。また、広居課長が修正をする箇所も、少しずつ減っていきました。それと同時に、あれだけ能力や学力を自慢していた縞さんなのに、そのような自慢はほとんど聞かれなくなり、周囲からは「ちょっと変わっているが、実は純粋な良い子」というところに落ち着きつつあるようです。

面談の中で少しずつ明らかとなったことですが、縞さんはこれまで「学業」以外で他人に褒められた経験に乏しく、学歴が唯一の拠り所になっていたところがありました。学歴を披露すると、誰しもが(本音はともかく）「すごいね！」と一度は言ってくれるし、会話が弾むと感じていたので、そのような経験を繰り返すうちに、数少ないコミュニケーションの方法として本人の中で定着したようです。また、縞さんは本当は国家公務員を目指していたのですがうまくいかず、初めて大きな挫折を経験して今の会社に入ったのに、そこでもうまく居場所を築くことができず、自信をなくしていきました。この裏返しとして、より、唯一の拠り所である学歴に、すがらざるを得なくなってしまったということでしょう。自身の特性、弱点を受け入れ、上司のサポートを得ることで仕事に対する自信が高まり、その結果、学歴にすがらなくても自己の尊厳を保てるようになったというわけです。

　入社から比較的早い段階に、このようなことへの感度が高く、サポーティブで前向きな上司が産業医と連携したことで、うまくいったケースでした。今後も、上司が変わったり担当業務が変わったりするタイミングで不適応を起こしてしまうかもしれませんが、産業医や上司と相談して困難を乗り越えたという成功体験が、きっと役に立つだろうと思います。

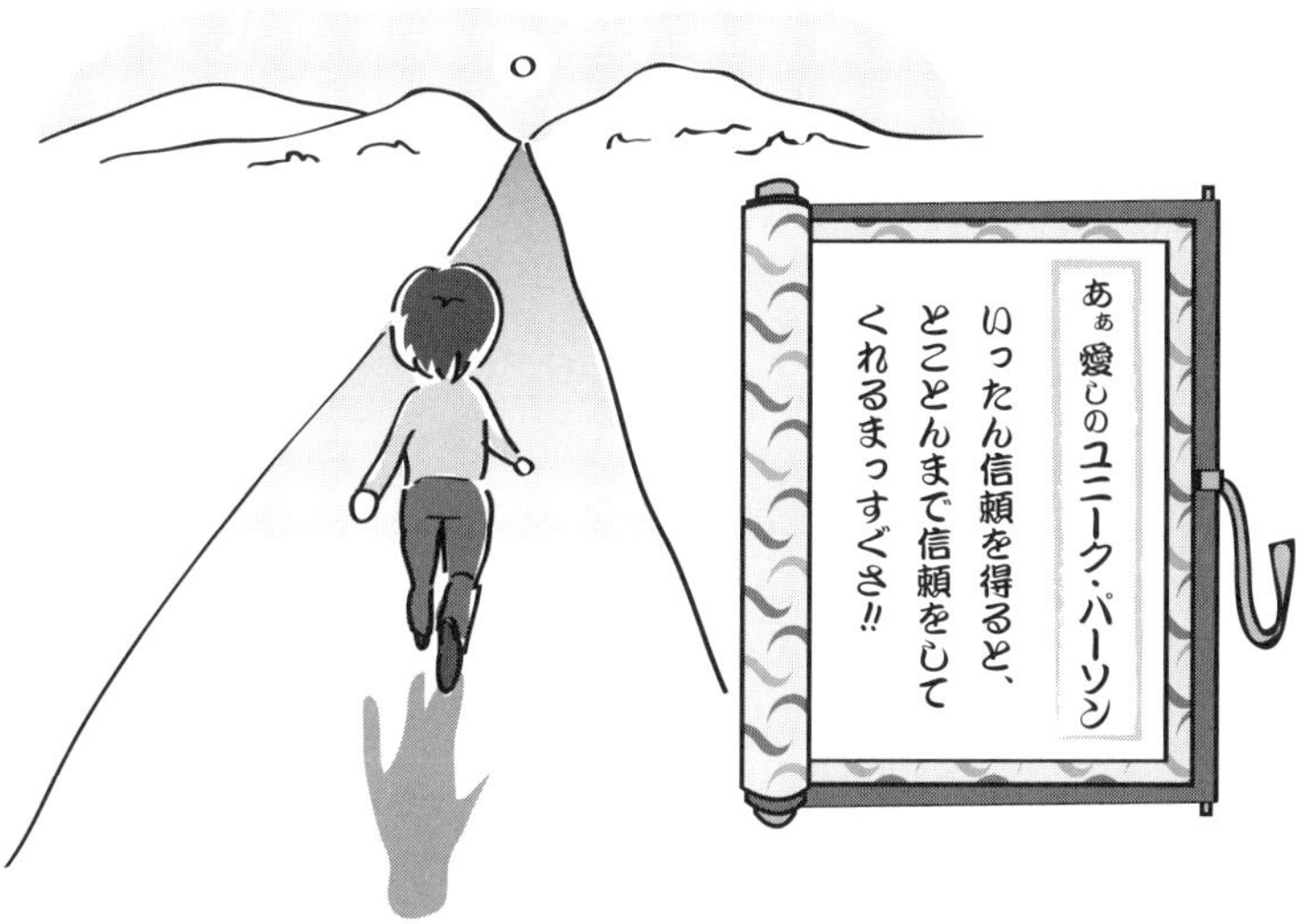
あぁ愛しのユニーク・パーソン
いったん信頼を得ると、
とことんまで信頼をして
くれるまっすぐさ!!

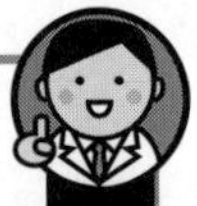

ケースのまとめ

★ユニーク・パーソンは、自身の苦手なことや周囲が困っていることに気づいていないことがある。
★適切な段階を経て、しかるべきタイミングで本人と共有することで、特性を受け入れることができる。
★できるだけ早い段階で専門家とタッグを組むことが大切。
★成功体験を積んでいくことがその後の適応をスムーズにする（周囲も困りにくくなる）。

①「お困りごとリスト」の作り方

ケースの前半で、周囲が困っていることをピックアップした「お困りごとリスト」が出てきました。このようなリストは、仮に専門医に受診することになった際にも有用です。専門家の立場で言えば、具体的であればあるほど望ましいと言えます。ただ、作成の際に注意点があります。それは、周囲の「感情」「主観」を極力排することです。周囲がそれまでとても困っていたのはよくわかりますし、人間ですから嫌な気持ちを抱くのは当然かもしれません。このようなリストにまとめるときは、それが端々ににじみ出てしまうこともあるでしょう。ただ、感情に引きずられた情報は偏ったものになりがちですし、第三者や何かの拍子に本人が目にした際に、「どっちもどっち」「これはいじめではないか」と、とられてしまうこともあります。できるだけ具体的な事実に絞って書くとよいでしょう。

リストの修正例

・何度注意しても直らない。直す気がないのだろう。

↓修正をした一箇所は直すが、ほかの箇所はそのまま。
- 上司を小馬鹿にした態度でぞんざいに挨拶をした。

↓上司と目を合わせず、「ちわーっす」と挨拶をした。
- 昼休みに休憩室のテレビがついているとき、○○さんが嫌いだと知っているはずなのに、いつも嫌がらせでその番組に変える。

↓休憩室のテレビを誰にも断らずに変える。

コラム――梅本心理士の事件簿：ユニーク・パーソンへもの申す

「本人と産業医の定期面談」の箇所で、鋭い読者は、面談の中の縞さんの言葉遣いが、初回面談時よりも礼儀正しくなったことに気づかれたでしょう。実は、初回面談を後ろで聞いていた梅本心理士の活躍があったのです。

本文中でも繰り返し述べましたが、ユニーク・パーソンはビックリするくらい社会常識が備わっていないことがあります。それは、興味がないことは徹底して抜けていることによります。しかし、純粋に「知らなかった」にすぎないことも多く、「このようなことは大人に言うことではない」と躊躇するのが普通かもしれませんが、勇気を出して指摘をすると案外簡単に直ったりします。とはいえ、以下のような言い方はお勧めしませんが……。

梅本　ちょっといいですか。

縞　なに？　てか、誰？

梅本　私は梅本心理士と申します。あなたは敬語が使えないのですか？
縞　え？　は、はい。
梅本　はいじゃないよ！　私のほうが年上だし、怒っているから敬語はやめるよ。
縞　はぁ？
梅本　はぁじゃない！　あんたは敬語使う！　社会人なんだから基本的に敬語！　話すときは相手の目を見る！
縞　はい！
梅本　よし！　あと、医師や弁護士には「先生」をつけて呼ぶ！　わかった？
縞　わかりました！

それ以降の面談では、敬語を使うことはもちろん、最初から最後までじっと相手の目を見て話す縞さんでした。一度指示が頭に残ると、愚直なまでに実行し続けるのも、愛すべきユニーク・パーソンの特徴だったりします。

2　現場一筋、ベテランプレーヤーの「孤高の匠くん」が昇進したら

このケースの主人公は樫木《かしき》さん。建築会社に勤める高専出身の男性。入社してから二十年、現場一筋でやってきました。この秋からチームリーダーに昇進しましたが、その後、残業がとても多くなり、同期入社の上司

である桜山課長が心配して、産業医に相談することになりました。

（1）産業医や上司との面談

①本人、上司、産業医の面談

D　こんにちは。今日はどのような件でいらっしゃいました？

桜山　いやぁ、この樫木のことなんですが……。チームリーダーに上がってから、なんだかつらそうで。残業も多いみたいだから、早く帰るように言っているのですが……。

D　そうなんですね。樫木さん、ご自分としてはどうでしょう、そのあたり。

樫木　私ですか？　いま、ちょっと聞いていませんでした。

D　桜山さんのお話では、なんだかつらそうだということでしたが、やはりそうですか？

樫木　……。まぁ……。自分が悪いんですよ。

D　何かあったのですか？

樫木　いや、別に。

D　……。時間外もだいぶ多いみたいですね。月に百時間超えていますね。かなり大変な作業なのでしょうか？

桜山　部署としてはそれほど残業は多くないのですが、樫木は残っているんですよね。

D　どのようなお仕事をされているのですか？

樫木　書類とか、部下のマネジメントとか。

桜山　マネジメント？　部下はほとんど残業してないだろう？

樫木　えぇまぁ。

D　それだけ残っていると、さすがにつらいですよね？

樫木　そうですね。仕事ですから。

D　……。そうすると、特別に困っているわけではないのでしょうか？

樫木　困ってはないですよ。

桜山　カッシー、あのさ、言いたくはないんだけど、それほど残業が必要な仕事か？　そんなに量がある？

樫木　書類が苦手なんですよね。これまでやったことないし。

桜山　その書類ってどれのこと？　そんなに書類仕事は多くないはずだよ。

樫木　営報です。

桜山　営報？　あ、あれか。営報なんて二、三十分もかからないだろう？　ちょこちょこってまとめるだけだろう？　あ、先生、私どもはお得意先にご要望をうかがいに行って、それを工事部隊に伝えるという業務を持っていて、樫木にそのチームのリーダーをやってもらっているのですが、要点を書くだけなのでそんなにボリュームがあるわけではないんですよ。

D　普通は二、三十分ぐらいですむもの、という程度のものなのですね？

桜山　ええ、早い人は十分程度で終わるような簡単な書類です。たしかにお前のは時間がかかっていそうだよね。大作というか、ボリュームも多い。大事なポイントをまとめるのも大切なスキルだぞ。

樫木　それが私には難しいんです。

D　あと、マネジメントとおっしゃっていたのは？

樫木　部下に指示を出すのに、だいたい夕方以降にまとめてメールを入れています。

桜山　ああ、それな。石田さんが困っていたよ、その場で言ってほしいって。来週の訪問先の確認なんて、それこそ朝礼ですればいいじゃないか？

樫木　なかなか言いにくいんですよね。

桜山　朝礼ではいつも話さないよな。

樫木　タイミングがつかめないというか……。

D　いろいろとお困りのことがありそうだというのが、よくわかりました。一つ一つクリアしていかないと残業も減らないですし、つらいのも変わらないですよね。そうしましたら、次回までにもう少し具体的な内容を教えていただけますでしょうか。できましたら文書にまとめていただくと、漏れがないと思います。

桜山　わかりました。これまで樫木とあまり話す時間がなかったので、二人で話し合ってみます。

解説

今回のケースのユニーク・パーソンは、勤続二十年の真面目な従業員です。社会人になってからずっとこの会社に勤務し、最近リーダー職に抜擢されたということは、それまでの仕事ぶりがある程度評価されたということの裏返しです。ところが、リーダー職に上がった途端、仕事のいろいろな場面で困難に出くわすようになりました。

面談では、当初は困りごとがはっきりとしませんでしたが、上司が「普通ならば簡単」と言う作業に異様に時間がかかったり、部下のマネジメントで困っている様子が明らかになりました。他のケースでも同じですが、ユニーク・パーソンは自分の特性やそれに基づく社会生活上の困難さに無自覚なことも多いので、客観的な事実に基づいて困りごとを確認することは、とても大切な出発点となります。
幸い、今すぐに治療をしたり休んだりするほどではないものの、書類作成（出来事をまとめる）が苦手、会話でタイミングをつかむことが苦手、ということがわかりました。これらの仕事は、今の担当業務と職位にいる以上は避けて通れない仕事ですので、ドクターDは、職場と本人の双方に改善できるようなことがないかを探ることにしました。

②本人と上司の面談

ドクターDと面談したのち、桜山課長と樫木さんは、具体的に困っている作業の洗い出しをすることにしました。

桜山　まずは営報のことだけど、これは何が難しいのかな？
樫木　難しいのはまとめること。いっぱい書いてあると、減らすのが難しいんだよね。
桜山　いっぱいいって。それなら最初からいっぱい書かなくてもよいのでは？
樫木　まぁそうなんだけど、文字を起こしているから。
桜山　うん？　起こすってどういうこと？
樫木　得意先の要望を聞き洩らしてはならないので、レコーディングしているんだ。それを文書に起こしていて……。
桜山　ちょっと待って。それは毎回やっているの？　レコーディングなんてフローはなかったよね？
樫木　そ、そうなんだけど……。まずかったかな？　一応、先方には了承いただいているんだけど……。

桜山　うーん。それはどうするか、別に考えなきゃならないなぁ……。まあそれで、レコーディングしたのを一度すべて文字に起こして、それをまとめているってこと？
櫻木　そうなんだ。
桜山　それは時間がかかるわけだ。それは……なんというか、レコーディングしないと覚えておくとか難しいの？
櫻木　同時にいろいろと話をされると、混乱してしまって頭に入らないんだよ。
桜山　……………。ちょっと見せてもらえる？　どれどれ、これが起こしたものか。それで、これが提出した営報ね。あれっ？　ここには書いてあるけど、デッドラインのところ、営報には書いてないよね？　これ伝えないと工事部隊は困っちゃうよ。
櫻木　あっ、そうだ！　抜けてた……。
桜山　逆に経緯のところとか細かすぎるから、そっちを削って。デットラインだよね、大切なのは。
櫻木　そうだね……。
桜山　その件はまた別に話そう。それでほかには、部下とのコミュニケーションとか、会議だと何が難しいのかな？
櫻木　タイミングが難しい……。あっと思って話そうとすると、他の人が話してしまって……。あとで議事録とか見ると気づくんだけど、その場ではついていけないっていう……。
桜山　そうか。一対一だとそうとはわからないけれど、話についていっていないのか。だから抜けてたりするのか……。
櫻木　すみません……。

解説

面談の中で、樫木さんの苦手な場面が明らかになりました。社内や得意先での会議をすべて録音し、それを起こしてからまとめるという作業をしていたことがわかりました。普通であれば、その場で話したことを頭の中に留めておいて、それを思い出しながら作業をすると思います。これでは何倍も作業量が増えますし、残業も減るわけがないですね。それに、部下のマネジメントをする立場になったのですが、話しかけるタイミングもよくわからないぐらいなので、うまくできそうにありません。

人間誰しも得意・不得意があって当然なのですが、今見たように、ユニーク・パーソンのそれはもっと極端です。特に、コミュニケーションが不得意な「孤高の匠くん」タイプだと、細かなニュアンスを適切につかんだり、複数の人の会話の文脈を読むというのが極端に苦手です。そして、一対一の会話では、得意でなくてもなんとかぼろを出さずにすむかもしれませんが、会議となると複数の人の会話を記憶に留め、それを意味のある文脈の中で解釈し、さらにその文脈に合った適切な応答を出し、しかも即時的にそれが要求される複雑な状況になります。「会議」はまさに、ユニーク・パーソン泣かせの場面と言えるでしょう。

①の面談の内容だけだと、元来真面目な人が職位や職務内容が変わってプレッシャーを強く感じているという、「うつ病」一歩手前のようなケースとそう違いがないような印象を受けますが、②の面談を通じて得た本人の苦手さは、それだけでは説明がつかず、ユニーク・パーソンを想定に入れて対応を行ったほうがよさそうです。

③上司と産業医の面談

桜山課長は、樫木さんと話し合って得られた苦手なことを文書にまとめ、ドクターＤに相談することにしました。

Ｄ　このリストを見ると、現在のお仕事はかなり負担がありそうですね。職場で可能なサポートを考えていきたいのですが、たとえば、苦手な書類作成は何か手立てがありますか？

桜山　はい。今考えているのは、別の者を同行させてその者に記載をさせようかと。ただ、あまりそれをやってしまうと本人も立場があるのでね……。

Ｄ　それはそうですね。会議とか、そのあたりはどうします？

桜山　会議をしないわけにはいかないし、録音するならそれもいいですけど、だいたいがその場でいろいろと決める会議ですから、それだと追いつかないんですよ。かといって、会議に出なくていいよってわけにはいきませんし。

Ｄ　すると、多少、発言がなくても、現状のやり方しかできないかもしれませんね……。たとえば、事前に議題をお渡しして、というのは可能でしょうか？

桜山　それは、今でも簡単なものはありますが……。まぁ議事録にも活かせるし、事前にもう少し詳細を書くのはそれほど難しくないですね。

Ｄ　それはよかったです。あとはコミュニケーションですが、これは上司の方には「まめに声をかけてください」とお願いできますが、部下の方にはそうは言えませんよね……。

桜山　そうですね。今でさえも彼の部下からいろいろと相談されていて。「リーダーなのに何も聞いてくれない」とか、「仕事の情報を教えてくれない」とか……。正直、リーダーはきついのかな……。

D　でも、リーダーに昇進したということはやはり、それだけ評価を受けていたということですよね。

桜山　まぁそれはそうなのですが……。実は、あの年齢でリーダーというのはそれほど早くないというか、むしろ遅いくらいでして。彼と私は同期入社で、私は今、課長ですが、私くらいの昇進のスピードが平均的だと思います。ここだけの話、実務はけっこうできていて歴代の上司の評価も良かったのですが、周囲とのコミュニケーションが難しいというのが引っかかっていたようで、昇進できなかったんです。同期だからというわけではないのですが、私としては、実務は優れているし、年齢も年齢なのでさらに上を目指してほしいという気持ちで、評価を上げて昇進させたという経緯なんです。それが悪かったのかなぁ……。

D　いやいや、そればかりはチャレンジしてみないとわかりませんし、チャレンジしたこと自体は意味があると思いますよ。ただ、昇進に伴って変化した業務をご本人があまりに苦痛に感じるようであれば、できる範囲での調整を行っていただくのが良いと思いますよ。

桜山　そうですね。先ほど申し上げた調整をしてみて、様子をみたいと思います。

解説

ユニーク・パーソンは変化に弱いところがあります。実務を淡々と行っているときはよいのですが、職位が上がり要求される職務が変わると、とたんに困難に出くわすことがあります。ある程度定型化され、ルーチンで行うような業務に関しては細かなところまで精通し、「職場の生き字引」のように重宝されることもあります。ところが悲しいかな、現代の日本企業は時代の変化とともに、ある特定の業務に精通しているよりも、多能工化で、何でもある程度こなせるほうが望まれることが多くなってきたようです。

このケースでも、昇進を機に困難さが目立ってきたという経過があります。今回の面談のように、ある程度の職場配慮は講じていただくことが必要ですが、そのせいで職場の秩序を乱してしまったり、周りに過剰な負担を強いてしまうことは当然できないと思います。職場で最大限の配慮をしていただき、本人にもできる限りの工夫をしてもらったとしても困難さが目立ってしまい、それによって本人も周囲も困ってしまうようでしたら、業務・職務の見直しを考えなければなりません。長期的には、職位を下げることも視野に入れなければならないこともあります。

（2）経過

その後、職場では可能な限りのサポートを続けました。ただ、本来期待されるマネジメントについては、部下とのコミュニケーションがうまくいかず、ほとんどできていない状況でした。会社の評価制度は、三期続けて悪い評価だと降格対象になりうるというものですが、桜山課長は樫木さんの評価をあまり良くつけることができず、それが何か病状にさわるのではないかと心配をして、ドクターＤに相談しました。するとドクターＤからは、会社組織で就業している以上、評価は適正につけざるを得ないが、樫木さんには職場の配慮が必要なこと、現状では職位に見合った業務にはなっていないこと、結果としてそれに応じた評価とならざるを得ないことをていねいに説明して、樫木さんの了解を得ることが大切だというアドバイスを受けました。そのような対応を丹念に続けていたところ、樫木さん本人からも、「職位を落としてもらって実務に専念させてほしい」という希望が出され、数期を経て元の職位と職務に戻ったところ、困難さが大きく目立つことは減少し、ドクターＤとの定期面談も終了となりました。

さて、今回のケースでは、職位が上がり、要求される職責が増したことで、困難さが目立ってしまいました。それまでは目立つことなく、実務に限定すれば優秀と言えるのに、昇進をきっかけに問題として表に出てくることは間々あります。職位が上がらなくても、会社の業績悪化やリストラなどにより、一人当たりの業務要求度が上がったりすることでも同様のことがあります。ユニーク・パーソンは決して若者だけの問題ではありません。これまで目立たなかったから何も問題がなかったのではなく、環境によって目立ったり目立たなかったりするにすぎません。つまり、どの年齢で明らかになってもおかしくないのです。ただ、若年者と違ってベテランになって明らかになった場合は、医療機関の診断やトレーニングを受けてその後の社会適応の改善を目指すよりも、職位や業務の調整といったキャリアの見直しを行って適応を改善するほうが現実的な対応となることもあります。

繰り返しになりますが、ユニーク・パーソンだからといって特別に評価を甘くする必要はありませんが、適正な措置を講じ、その結果、評価が下がったり職位を降格せざるを得ないということは、フツー・パーソンに対する以上にていねい

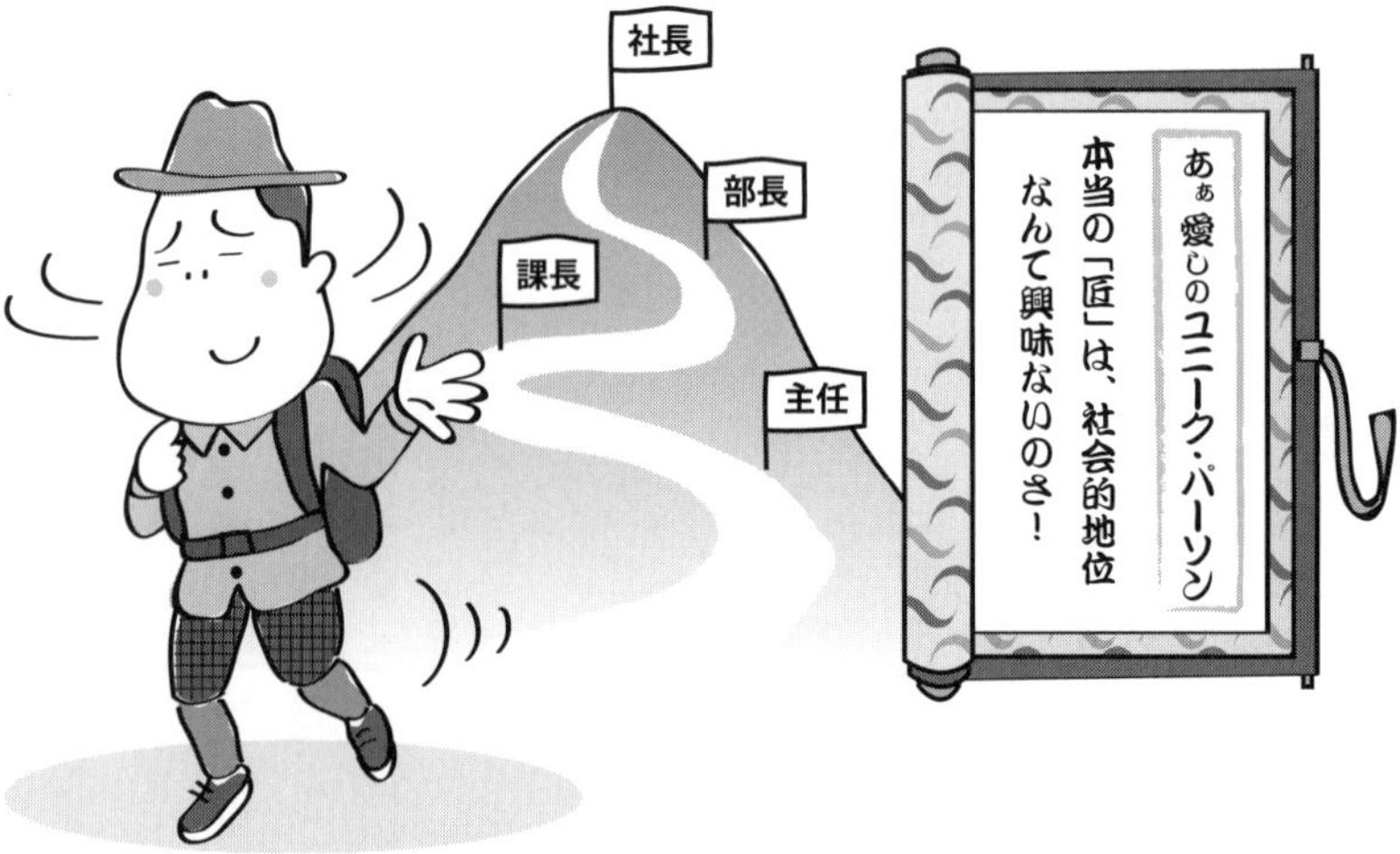

あぁ愛しのユニーク・パーソン
本当の「匠」は、社会的地位
なんて興味ないのさ!
社長
部長
課長
主任

に説明し理解を得る努力は必要だと思います。このような丹念な努力をしたからこそ、結果、自ら降格を希望するくらいに自己理解が進んだのだと思います。

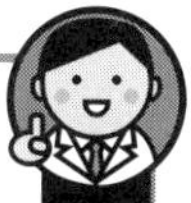

ケースのまとめ

★ユニーク・パーソンは若者だけの問題ではなく、長年勤務していた人でも、昇進や会社の情勢の変化に伴って明らかになることがある。

★ユニーク・パーソンは、常識では考えられないくらいに苦手（得意）な作業があることがある。

★苦手な作業の程度によっては、職場のサポートを要することがある。

★職場のサポートの結果、業績評価を下げざるを得ない場合は、ていねいな説明のもと、適切な評価をつける必要がある。

★職場でのていねいな説明は、自己理解が深まるきっかけになる。

ここでは、同期入社の上司が良かれと思って評価を上げ、昇進をさせたところで躓《つまず》いてしまったというケースを紹介しました。いろいろとサポートをしたものの、結局は元に戻って落ち着きました。では、ユニーク・パーソンは昇進させないほうがよいのでしょうか。

ドクターDも述べていますが、チャレンジをしたこと自体には意味があると思います。ユニーク・パーソンはフツー・パーソンには計り知れない能力を秘めていることがありますから、しかるべきポジションを得たり、適切なサポートが得られたりすると、良い意味で大化けすることがあります。会社を救うような大きな仕事をする可能性を秘めているのも、ユニーク・パーソンだったりします。その証拠に、大学の研究室や研究所にはユニーク・パーソンがけっこういます……。

それはさておき、上司となったユニーク・パーソンが問題ばかり起こすかといえばそうではなく、うまくいく（大きな問題にならない）ケースが多いです。昇進するようなユニーク・パーソンは、ユニークさはあってもそれを補う能力や、そのユニークさならではの才能を発揮していることが多いので、問題にならないのだということでしょう。

3 電話対応で固まってしまう真面目男子の「孤高の匠くん」

このケースの主人公は真城《ましろ》さん。セキュリティ会社に勤める入社二年目の独身男性。性格は真面目でマイペース。趣味はプラモデル。本人からの申し出により、産業医面談につながりました。

（1） 産業医との面談

①本人と産業医の初回面談

D　こんにちは。はじめまして、精神科系産業医のDです。

真城　はじめまして。設備利用グループの真城と申します。本日はよろしくお願いいたします。

D　今日はどうなさいました？

真城　最近、身体の調子があまり良くなくて……。

D　そうですか……。身体の調子は、具体的にはどこがどのように良くないのでしょうか？

真城　えー、まぁ日によっても違うんですけど。気持ち悪い日もあれば、頭が痛い日もあったり、お腹が痛い日もあったり……なんとなく憂うつな感じというか……。内科も何回か行ったんですけど、特に悪いところはないと言われて……。

D　なるほど。なんとなく不調な日が続いている感じですかね。それだと、毎日きついですよね。それはいつ頃からなんですか？

真城　まぁ昔からというか、今に始まったことではないというか……。僕は昔から、うるさい人とか、はしゃいだりおしゃべりな人が苦手で……。クラスにそういう人がいたりして、無駄に絡んできたりして、そういうストレスがかかると頭が痛くなったり、お腹が痛くなったり、嫌なことがあると身体が反応しやすいんです。

D　なるほど、そうなんですね。ストレスがかかると身体化症状が出やすいということですね。でも、自分にストレスがかかっているということを、ご自身でよくわかってはいるんですね。気づけるというのは立派ですね。

真城　いやいや、立派じゃなく当然です。ストレスというか、嫌なことは嫌だってすぐ思いますよ。基本、好き嫌いがはっきりしているので、好きなものと苦手なものははっきりしています。けっこうこだわりとかも強いんで。自分のルールとか順番とか、そういうのも細かいほうなので。そういうのがガサツな人とかも嫌ですし。

D　そうでしたか。じゃあ、今回もストレスがかかったことがあったのですか？

真城　はいそうです。今回はたぶん、先月の職場の同期の飲み会のあとからだと思います。同期と飲んだんですが、「仕事が楽しい」とか「彼女ができた」とか、皆なんだか楽しそうで、それに比べて俺は仕事も人生も全然楽しくないなって思えて、憂うつな気持ちになってしまったんです。

D なるほど、そういうことがあったんですね。では、その頃から気分が落ち込んだりして、あちこち身体に反応している状態なんでしょうかね？

真城 そうだと思います。

D 仕事とか、日常生活に支障をきたすほどではないのかしら？

真城 仕事は、まぁあまりできるほうではないです。いつも怒られてばかりですし。仕事が楽しいなんて、思ったこともないです。

D 本当ですか？　仕事はどういったことが苦手なのかしら？

真城 基本、上司が言っている指示があまりわからないんです。周りの声がすごい聞こえちゃったり、なんか違うふうに聞いちゃったり、まあ僕の勘違いみたいなことが多いんですけど。あとで言われると「あ〜、なるほど」ってわかるんですが、とっさに言われたりすると頭が真っ白になっちゃうというか。言われたことをちゃんと紙とかに一度整理しないと、よくわからないというか。

D 口頭の指示などは、なかなか聞いて覚えておくのは難しいですよね。あとは、とっさの対応が苦手なんですかね。緊急時対応とか、いつもと違う対応とか。

真城 そうです、そうです。もう、すぐパニックになっちゃいます。

D ほかに困っていることは？

真城 いろいろ言われると、けっこう抜けちゃいます。それと、「適当にやっといて」とか、「あのあたり片付けちゃって」とか、上司は簡単に言ってきますがその意味がよくわからないんです。

D　その意味というと？

真城　適当って何ですか、と思いますよね。適当ほどよくわからないものはないです。ちゃんとやったら「細かすぎだ」とか、「時間かけすぎだ」とか怒られるし、簡単にすませたら「そんなに無責任にやるな」とか言われますし。全然僕はふざけてないんですよ。真面目にやっているんですよ。

D　たしかに適当の尺度は難しいですよね。感覚的なものですものね。「あのあたり」というのも、よくわからないですよね。

真城　ほんと「どのあたりだよ」と思います。あんな中途半端な指示しか出さないのに、僕ばかりいつも怒られるんです。それを、いつもきちんと的確にできる同僚とかもいて、そういう人を見てるとすごいな〜と感心しますね。でも、それと同時に、「自分はなんて仕事ができないんだ」と落ち込んだりもします。

D　そうでしたか。いろいろと今の状況に悩んでいるようですね。では、これからどうすれば少しでも仕事が楽に進められるか、一緒に考えていきましょう。

解説

このケースでは、産業医面談を自ら希望してきました。当初は、同期の仲間と比べて自分の人生がつまらないことを嘆き、気分が落ち込んで体調不良が続いたとのことでしたが、次第に自分の性格や特性などについて話しはじめ、また仕事上の困難な点をカミングアウトしはじめました。表面に見えている状況よりもその背景にこそ、問題が隠れていることがあります。

ユニーク・パーソンはストレスの原因について無自覚だったり、そもそもストレス自体に気がつかないこともあります。このケースのように、身体の不調などがある日突然襲ってきてびっくりしてしまう、ということもあります。

さて、面談の中では、以下のようなユニーク・パーソンの躓《つまず》きやすいポイントが、いくつもありました。

- 口頭の指示がよくわからない。
- 相手の言ってることがあまりよく聞き取れない。
- 少し意味を間違って解釈してしまう。

「周囲の状況を読み取り解釈する」という一連の流れに、どこか認知のズレが生じることはよくあります。間違いを少なくするためには、なるべく二人だけで話をするのは避け、もう一人誰か、状況を共有できる人がいるとよいでしょう。たった一人でも、職場に彼らの理解者がいるだけでも大きな力となり、支えになります。もし可能であれば、近くにいる仲間がその都度まとめて、「今のところ○○は、△△する方向で進んでいますよね」などと、話を要約してズレていないか確認してあげましょう。また、大事な会議や打ち合わせの場合は必ず議事録を作成し、あとで「言った、聞いていない」をなくすようにしたいところです。

- とっさの対応は、頭が真っ白になってパニックになってしまう。

予定どおりではない、想定外のことを急に言われたとき、対応するのが苦手だというユニーク・パーソンは多いです。こういった急な対応のたびに悩んで固まってしまったり、あわてておかしな行動をとってしまったり、変なことを口走ってしまったり……。なかには、そういった不適切な応対によって相手を怒らせてしまい、叱責を受け、さらに緊張や恐怖のあまり完全にフリーズしてしまい、職場でそのまま眠ってしまった人もいました。

そのほかにも、以下のような典型的な困難さがあるようです。

- いろいろ言われると、どれかが抜けてしまう。
- 「適当に」「あのあたり」などの感覚的な、曖昧な指示が理解できない。
- 周りと比べてできない自分に落ち込んでいる。

このような困難さは、本人が自覚していればある程度本人からも聴取できますが、十分に自覚できていないことも多いので、職場の同僚や上司からの客観的な情報も大切です。したがって、初回は本人に好きなだけ話してもらい、情報を収集すると同時に気持ちに共感して信頼関係を築いたのち、後日上司を交えて仕事での実際の困りごとについて話し合い、今後どういった工夫がいいのか考えていく、というようなプロセスを経るのが一般的です。場合によっては、その後に専門医を紹介して、そこで精査を受けたり治療を受け、それからしばらくして効果が出てくるという感じですから、かなり長い目で見て取り組んでいく必要があります。

②本人と産業医の定期面談——より具体的な苦手仕事を探れ！

D　早速ですが、最近の仕事で怒られたことはありましたか？

真城　まさにさっきです。さっき怒られましたよ。で、もう、本当に嫌になってきちゃって……いつもの仕事ではあるんですけど、とっさの仕事はとにかく苦手で……。最近はベルが鳴るだけで緊張しちゃいます。

D　それはずばり、電話対応ってことですか？

真城　ビンゴです！　先生、よくわかりましたね。

D　「とっさの仕事」で「ベルが鳴る」と言われたので、電話かなと。

真城　さすがです。僕、電話苦手に見えますかね？　別に話すのが嫌いなわけではないんですけどね。だから、ついついたくさん話しすぎてしまうときもあるんです。でも、電話って急にいろいろ頼まれたり、怒られたりしますしね。怖いです。それに、相手の名前とかよく聞き取れなかったときに、また聞き直すのも悪いのでいつもスルーしてしまって。上司に「そんなに長く話して、誰からの電話だった？」と聞かれたときに、「確か……内田だったかな、内山だったかも」とか、「たぶん……」と言ってしまったら、また雷ですよ。もう散々です……。

D　たしかに、電話の対応って難しいですよね。初めて聞く会社名や名前を聞き取るのも、聞き直すのも難しいですよね。さらに、相手の様子や表情が見えないので、声のトーンだけで相手の状態を察しなければいけないですし、難しい仕事の一つかもしれないですね。

真城　先生、そうなんですよ、わかってくれます？　もう頭が真っ白で、あわてて電話を切ってしまったことも実はあって……。

D　なるほど、そうですよね。上司からは何と言われていますか？

真城　メモを取るようにと。

D　それは良いアイディアですね。それで、きちんとメモを取って、相手の名前など書くようにしているのですか？

真城　まぁそれもいろいろありまして……。

Ｄ　メモをなくしちゃうとか？

真城　先生、さすがです！

Ｄ　いざというときメモがなかったり、ペンがなかったり。

真城　先生！　それも当たりです!!　でも今は上司にも言われて、ちゃんと電話の前に置くようにしました。なので、メモ用紙もペンも大丈夫です。

Ｄ　でも、いざメモを取ろうとすると、「話を聞きながら要点をまとめてメモを取る」という作業が苦手だったりとか？

真城　先生！　すごすぎます！　そのとおりです!!　僕、聞いてるときは、ただひたすらそのとおりにメモを取るので必死です。その内容を理解したり、まとめるとかを同時にすることは、無理なんです。

Ｄ　実は、これまで私は、真城さんみたいな物事を同時にやるのが苦手な人をけっこう診てきましたが、皆さんそれぞれ自分なりに工夫しながら乗り越えていますよ。真城さんも、少しでも働きやすいように、生きやすいように、これから一緒に考えていきましょうね。

真城　はい！　先生！　お願いします!!

解説

このケースのような電話対応の相談はよくあります。電話対応だけでなく、仕事の調整役であったり、うまく伝言を伝えなければいけない役割など、きちんとポイントを絞って伝える必要があるのにそもそも相手のニーズを聞いていないこともありますし、要点がズレていることもあります。さらに、それをうまく伝えることができず、よけいに事態が悪化してしまったり、クレーム事例になってしまうこともあります。

まず、この「メモを取る」という作業ですが、簡単に見えてなかなか難しいものです。そもそもメモを取らなければいけないような忘れっぽい人たちは、まずメモを取りません。周囲に勧められ、いざメモを取るようにしてみても要領を得ません。重要なところだけメモを取るのではなく、一語一句書き留めたり、実はメモをまったく取っていなかったりといった具合です。その後なんとかメモを書いたとしても、それ自体をなくしてしまう人も多いです。幸いにしてメモが見つかっても、書いてある字が汚すぎて読み直せなかったり、読み返してもさっぱり意味がわかないようなこともあります。

つまり、簡単に「メモを取りましょう」と言いますが、できない人にとってはとても難しいのです。ですから、メモをどう取っていくかの「方法」を教えないと、行動には結びつきません。何が困っていて、どうするのがいいかは、その都度話し合って決めていきます。もちろん、今の時代は紙のメモだけでなく、PCや携帯にもメモ機能や付

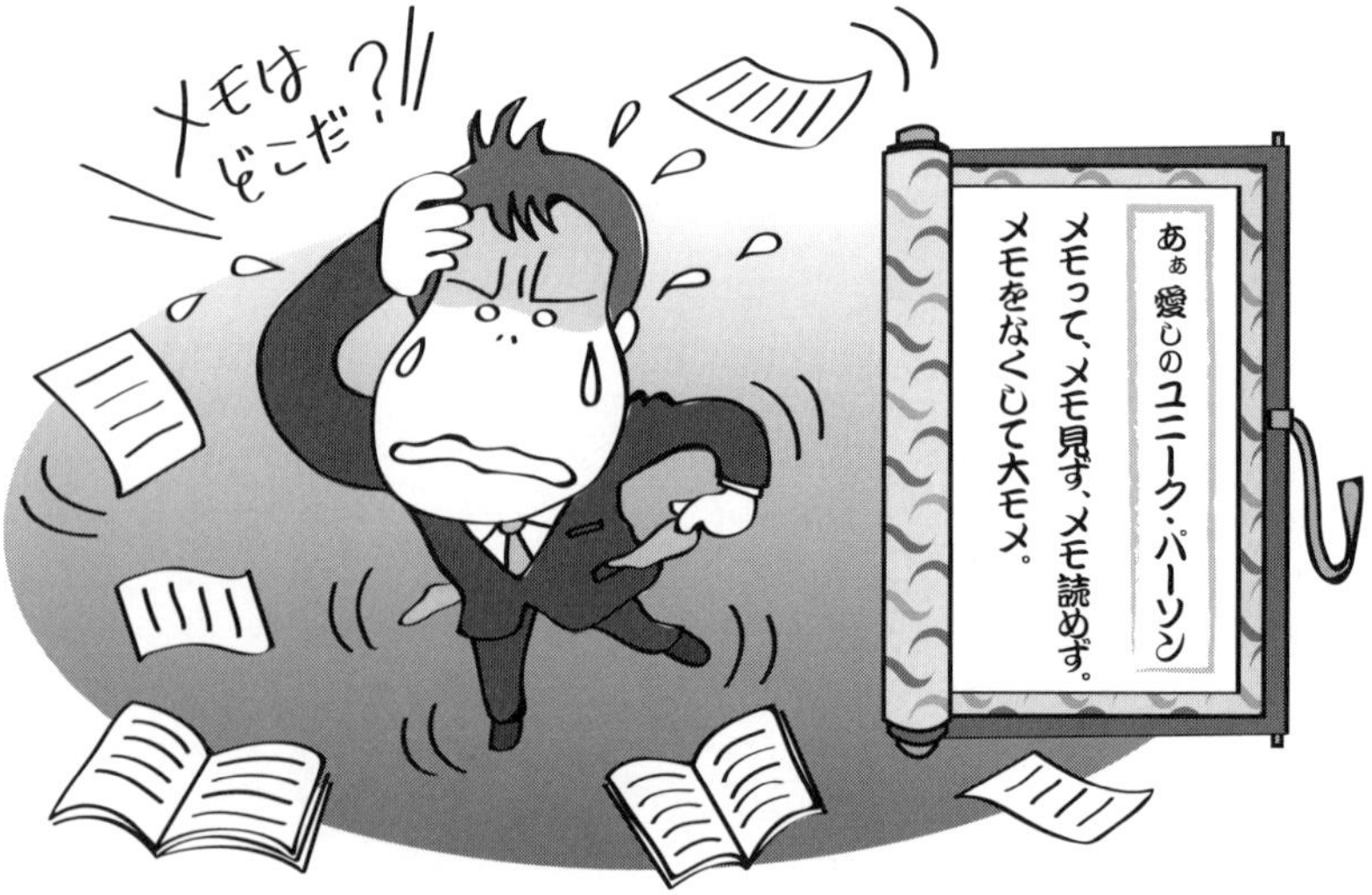
メモは
どこだ？
あぁ愛しのユニーク・パーソン
メモって、メモ見ず、メモ読めず。
メモをなくして大モメ。

箋機能など活用できるツールはたくさんありますから、いろいろと試してみるのもいいでしょう。

最終的には、「メモを取る」という行動をいかに習慣化させることができるかが大事です。今日明日できるものではありませんが、あきらめずに続けていくことが大切です。

(2) 経過

ドクターDと真城さんは何度も何度も相談し、自分なりのメモのフォーマットを作ることに成功しました。その後もいろいろな対策をその都度ドクターDと考えて、少しずつ適応が改善していきました。あれほど出ていた身体症状も、最近ではほとんど出なくなりました。

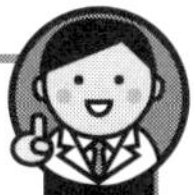

ケースのまとめ

★ストレスやストレスの原因に無自覚なユニーク・パーソンは、心当たりのない身体症状に襲われることがある。
★情報がこぼれ落ちるなど、電話対応が苦手なユニーク・パーソンも多い。
★「メモを取ればよい」は、言うほど簡単ではない。
★自分専用のメモを作るのも一つの方法。

表3－1　さまざまなストレス反応

内　容	具体例
心理面	活気の低下、イライラ感、疲労感、不安感、焦燥感、抑うつ感
身体面	動悸、胃腸障害、睡眠障害、血圧上昇、免疫力低下、食欲低下、頭痛、発汗、アトピー、喘息、じんましん、生理不順
行動面	仕事の能率低下、満足感（職務・生活）の低下、喫煙、飲酒、欠勤

（3）ストレスとストレス反応について

ストレスが適度にかかると記憶力や発想力が高まり、集中力も増し、冷静な判断、機敏な行動、プレッシャーへの抵抗を強め、生産性の上がる良い状態になると言われています。しかし、ストレスの負荷が適度以上にかかってしまうと、たちまちイライラや肩こりなどストレス反応を起こしてしまいます。

皆さんは自分のストレス反応のパターンをご存知ですか。頭が痛くなる人もいれば、タバコやお酒の量が増える人、イライラや寝つきが悪くなる人もいるでしょう。ストレス反応について、表3-1にまとめました。表にあるように、心理面に出やすい人、身体面に出やすい人、行動面に出やすい人と、いくつかのパターンがあります。もちろん、すべてがミックスして出ることもあります。皆さんにはどれが当てはまりますか？

このケースと同様に、ストレス反応として身体に出る症状が強くて内科を受診したが特に問題がないからとそのまま放置されて、メンタルヘルス不調が見過ごされていることがけっこうあります。内科で問題ないと言われてもしばらく体調不良が続くようであれば、ストレス反応などのメンタル不調かもしれないという視点を持ってみるとよいと思います。身体症状はうつ病の最初の症状としても有名です。

さて、ストレス反応に気づいて放置しないことも大切ですが、そもそも「自分で自分のストレスに気づく」ことがとても大切です。この「気づき」こそがすべての始まりです。「気づき」が早く得られれば、そのぶん問題解決も近づきます。

（４）実践！　電話対応メモ作り

面談の中で出てきた「電話対応のメモ作り」の実際をご紹介します。一見、面倒で遠回りのようですが、このような地道な作業でユニーク・パーソンの苦手を補うことができますし、巡り巡って部署の仕事がスムーズに回るようになります。あるいは、この過程で完成したもの自体が、他の人の役にも立つかもしれません。

以下は、メモ作りについて話し合った回の、ドクターＤと真城さんの面談です。

Ｄ　それでは具体的に、今すぐ使える電話対応のメモのフォーマットを一緒に考えましょうか。まず、電話がかかってきた日にちと時間ですかね。そのためには……。

真城　はい。時計は電話の横に、見えやすいところに置いたほうがいいですね。あっ、あとは電話のそばにまず、時計、メモ用紙、ペンですね。

Ｄ　いい調子です。もう、その場所と位置は決定しましょう。

真城　わかりました。次に、相手の会社名と担当部署と名前ですね。

Ｄ　いいですよ！

真城　次は、話の内容でいいですかね。

Ｄ　そうですね。「○○の件で」とか、いくつかキーワードが出てくるとは思いますので、フリースペースとして大きく取りましょうか。

真城　ではこんな感じですかね。

D　あとは……。今後の対応も、ある程度わかるとよいのではないでしょうか。たとえば、社内で相談して折り返し掛け直したほうがいいのか、その場合、相手の電話番号と掛け直してもよい時間帯、もしくは、再度お電話をいただけるのか。そこは、選択肢としてあらかじめ作っておくと、焦らなくてすむかもしれないですね。

真城　それは良いアイディアですね。

D　ほかに、いつも困る点などはありますか？

真城　う～んそうだなあ……。あっそうだ！　電話対応の場合、自分で解決して終了でいいのか、上司に確認するほうがいいのか、迷いますね。

D　そういう場合は、一度、保留にするようにすればよいのではないでしょうか。たとえば、「この件は社内で確認をしてから、折り返しのご連絡をさせていただきます」と言って電話を切れば、その場であわてて何かを言わなくてもすみますよ。

真城　なるほど！　今後そうします。確かに、焦ってパニックになると変なことを言ってしまったりしますからね。じゃあ、「上司と相談してコールバック」と「解決、終了」の項目を作っておきます。

D　焦ってあわてるといいことはありません。電話対応は、見えない相手の話を聞いて、メモに残して、判断して、丁寧にお答えするなど、いろいろなことを並行して処理しなければならないので難しいですよね。メモに最低限必要な情報を書いて、いったん電話を切って頭を整理する、というスキルを習得しましょう。

真城　先生！　だいぶ整理できて、すっきりしました。こういったフォーマットがあると、流れが見えるので安心しますね。ちょっと、不安が和らぎました。

D　それは良かったです。こういったちょっとした工夫一つで、仕事はスムーズにできるようになりますよ。

月　　日　AM / PM　　時　　分

会社名／担当部署 ＿＿＿＿＿＿＿＿＿＿＿＿＿＿＿＿

氏名 ＿＿＿＿＿＿＿＿＿＿＿＿＿＿＿＿

＿＿＿＿＿＿＿＿＿＿＿＿＿＿＿＿の件

□上司と相談してコールバック

□解決、終了

折り返し　TEL ＿＿＿＿＿＿＿＿＿＿＿＿＿＿＿＿

時　　分　まで可能

留守電　　可・否

図 3－1　電話対応メモの例

やはり見通しは大事ですし、フォーマットやマニュアルの整理は、苦手意識を持つ人が作れば作るほど、良いヒントがたくさん出てきます。考えてみれば、最初は皆苦手なものだと思います。こうやって、電話対応のフォーマットを作ることは、真城さんだけでなく、他の皆さんにとっても使いやすく役立つものだと私は思います。こういうのを率先して作ってあげると、職場の皆さんにも感謝されますよ、きっと。

真城　なるほど、日頃の「困った」をヒントに工夫するのですね。

D　そのとおりです。何もかも器用にこなす人には考えつかないアイディアですからね。

真城　ありがとうございます。何だか、自分がすごい発見ができるみたいな気になってきました！

D　ははは。そうです、そうです。他の人にない視点で、仕事の流れの困ったをわかりやすく明確にして、安心してできる仕事フロー作りを、これからもやっていきましょう。

真城　先生！　ありがとうございます!!　これからもいろいろ末永く、よろしくお願いいたします！

すべての人に一〇〇%良い方法というのがあるわけではありませんが、こういったものを参考に「対策」を立てていくとよいのではないでしょうか。もちろん、こういった方法は一回で完結ではなく、さらに良いものへとアップデートできるよう、経過を見ながら工夫をしていくとよいと思います。

4　同僚たちのガールズトークに悩む女性の「孤高の匠くん」

さて、ここまでのケースの主人公は男性でした。ユニーク・パーソンに男女差があるのかについては、一般には男性のほうが多いとされている文献も多いですが、経験上、女性が少ないとは決して思いません。男女差は実はないのではないのかと思うこともしばしばです。女性は男性ほど衝動性や暴力性など社会で目立つ問題行動が少ないためか、あまり目立たないのかもしれませんが、実際には多く見られます。たとえば、学校の授業中に立ち歩いて騒いだり、喧嘩したりという暴力的なお子さんは女子には少ないですが、いつも白昼夢に浸っていたり、どこにいてもお客さんのように大人しくしている子は、目立ちはしませんがけっこういます。女性は生物学的に男性よりコミュニケーション能力が高いと言われ、周りと同じように振る舞うのは男性よりも得意なことが多いようです。そのため、露呈されることが少ないのかもしれません。

また、お子さんが発達障害と診断され、勉強してみたら「自分にも当てはまった！」というケースや、「子育ての負担が大きくうつ病にかかってしまい現在通院中です」と、「うつ病」の診断を受けて医療につながっている「大人の発達障害」の女性にもよくお会いします。

これらのことから、ユニーク・パーソンの実数に男女差はそれほどなく、女性の場合は診断のつかない「潜在例」が多いのではないかと考えています。男性ほど話し方の特徴が顕著で、わかりやすくはありませんが、女性の潜在例では、ノンバーバルなコミュニケーションの乏しさやイマジネーションの苦手さなどで、ユニークさを感じ取ることができます。

それでは、早速そのような女性のケースを見てみましょう。このケースの主人公は和久《わく》さん。食品会社の製作部に勤めて十八年目の四十歳の女性。異動に伴う職場環境変化、人間関係の変化からストレスを感じるようになり、不眠が続くようになったため、本人が産業医面談を希望しました。

（1）本人と産業医との面談

D　はじめまして、精神科産業医のＤです。よろしくお願いいたします。

和久　はじめまして。十八年働いていた立川支社から、同じ都内ではありますが、今年四月から本社の銀座に異動となりました。こちらは初めてなので、どうぞよろしくお願いいたします。

D　そうですか、十八年間ずっと立川勤務だったんですね。立川支社と銀座本社ではだいぶ雰囲気も違いますよね。環境はだいぶ変わりましたか？

和久　そうですね。正直、まったく違う会社に転職したくらい、あらゆることがさっぱり変わってしまいました。仕事も人間関係もすっかり変わってしまったので、毎日不安と緊張でいっぱいです。

D　そうですよね。十八年も同じ職場だったのが急に異動になったのなら、慣れないのも無理はないですよね。異動は希望されたのですか？

和久　いえ、まったく。なぜ今、本社に異動になったのか、さっぱりわかりません。

D　仕事の内容とか職場の雰囲気などはいかがですか？

和久　正直、仕事自体は立川のほうがきつかったです。残業ももっと多かったですし、皆もっと必死で働いている感じでした。

D　では、本社のほうが仕事の内容や要求度は楽なのですね。

和久　それは間違いありません。人数も多いですし、正直少し暇だったりもして、今、何をする時間なのかよくわからないこともあります。私語や雑談も多く、それもストレスの一つかもしれません。

D　なるほど。仕事の内容や要求度は楽になったにもかかわらず、ストレスを感じているわけですね。

和久　はい、そうです。はじめは環境が変わったから仕方ないと思っていました。慣れるまでの辛抱だと思っていました。もともと私は、環境が変わるとか、生活のリズムが変わるとか、変化というものが苦手なので、異動が決まった頃から体調も悪くなってしまったんです。

D　そうだったんですね。変化は不安でいっぱいになりますよね。十八年も勤めていたところからいきなり異動と聞けば、同じ都内であっても家を出る時間は変わりますし、通勤経路も、街の様子も、社屋の大きさも、仕事内容も、人間関係も変わるわけですからね。それは、相当のストレスだと思いますよ。

和久　はい。それで、異動が決まった頃からすごく不安になってしまって、ドキドキしたり、気持ちが落ち着かなくなってしまったり、仕事のミスも増えたりして……。でも、それもしばらくすれば落ち着くと思っていました。

D　なるほど。異動が決まったのはいつなのですか？

和久　辞令が出たのは今年の二月です。四月一日から本社勤務になりまして。もう七月末ですから、かれこれ五カ月ほど調子が良くありません。最近はなんだか寝つきも悪くなってきて、寝てもちょくちょく目が覚めます。

D　それはしんどいですよね。実際異動して、少しずつ慣れてきて、良くなった感覚はありませんでしたか？

和久　不安やドキドキするのは六月くらいから少し良くなったような気がします。でも最近は、睡眠の問題が出てきたといいますか……。なので、良くなったのか悪くなったのか、よくわかりません。

D　不安や緊張のようなものは、職場に慣れてきて少しずつ良くなってきたという印象でしょうか？

和久　そんな気がします。

D　でも、最近寝つけなくなったりと、違う症状が出てきたご様子ですね。

和久　そうですね。場所とか仕事には徐々に慣れてきましたけど。やはり人間関係はまだまだ気を使います。全体的な雰囲気というか、おしゃべりが多くてとても気を使います。

D　なるほど。仕事環境には少しずつ慣れてきて不安は取れてきた傾向はあるものの、人間関係が変化してしまい、まだ馴染めないことにストレスを感じている、ということですかね。

和久　そうかもしれませんね。別に誰かが嫌だとか、ひどいことされたということはまったくないんですよ。そうですね、考えてみると立川と違って女性が多い職場なんですね。なんと言うか……女子の世界って感じですかね……。

D　なるほど。そういうのはもともとあまり得意ではありませんか？

和久　はい。もう、女子の世界は苦手ですね。あのくだらない会話といいますか……あっ、失礼ですよね。先生、言い過ぎでしたかね……。

D　いえいえ、お気になさらず。

和久　では、言いますけど……。あの結論のない会話といいますか、ぐだぐだした会話は聞いていられませんね。「最近どう？」とか、とっても抽象的な質問ですし、それでいて、まったく相手に興味もないのにとりあえず交わす会話という感じがして、正直何が聞きたいのかさっぱりわからなくて。

D　そうですよね。女子は他愛もない話が好きですし、オチも結論もない話が多いですよね。雰囲気で話していることも多いですからね。

和久　「雰囲気で話す」、まさにその意味や結論のない会話が苦手です。今の職場は、なんと言いますか、いい意味では和やかで女子力にあふれていて、華やかといえば華やかなのかもしれませんが……私は正直苦手です。仕事中も私語の時間が多くて、あまり枠がないといいますか、けじめがなくて。

D　なるほど、それが気になっているのですね。その会話にはいちいち加わらなければいけないのですか？加わらないと仲間外れみたいになってしまうのでしょうか？

和久　加わらなくていいなら加わりたくないですね。仲間外れとかそういうのは正直、気にしません。そんな、小学生じゃあるまいし。

D　そうですよね。あくまでビジネスライフですからね。それはそれでいいと思います。でも、今は一生懸命加わっているのですか？　それでストレスを感じるんですか？

和久　別にその輪に入りたいわけではないんですが。席がちょうど真ん中といいますか、その人たちの間に位置していて、どうしても聞こえてしまい、気になってしまうというのがあります。周りの人も気にしてくれて、わざわざ私に声をかけてくれてしまう位置といいますか。なので、特に私に興味もないのに、「和久さんはどうですか？」などと、わざわざ振ってきてくれるわけです。

D　なるほど。わざわざ声を掛けてくださるんですね。

和久　そうなんです。ほっといてくれて全然かまわないのに。

D　それが、ストレスになっているのかもしれませんね。

和久　そうですね、明らかにストレスなのは間違いありません。

D　和久さんがその輪に加わりたいというのならともかく、別にその輪に入らなくてもいいならばそれでいいと思いますよ。ただ、位置的に致し方ない状況のようですので、席替えを提案してみてはいかがでしょうか？

和久　席替えですか。はい、是非してほしいです。席替えという発想があまりありませんでした。もう、これと決められているものだとばかり思っていたので。

D　それなら職場内で可能なことだと思いますよ。異動もされて、いろいろと気になることもあるでしょうから、一度ご自身で上司と面談を希望されてみてもよいと思いますし、もしご自身で言いにくければ、私を交えて話してもいいですよ。どうしましょうか？

和久　はい。私も一度、上司ときちんと話す機会があればいいと思っていました。でも、あまりうまく言えないかもしれないので、先生から言っていただくことはできますか？

D　もちろんですよ。では、早速上司の方に都合の良い日程をお聞きしましょう。

和久　ありがとうございます！　気分が晴れてきました！

解説

今回取り上げるのは、パッと見ではわかりにくいユニーク・パーソンの例です。面談の様子を見ると、「ちょっと大人しい普通の女性」に思われることでしょう。女性のユニーク・パーソンは目立たないという特徴がありますが、裏を返すと、女性社会で生きる場合にはその特徴が大きな困難に結びつくことがあります。

さて、このケースでは、長年勤務していた場所からの異動がきっかけとなって顕在化しました。実は「環境の変化」というのは、新しいことへの始まりだと楽しみにする人もなかにはいますが、多くの人にとって基本的にはストレスになることが多い状況です。うつ病の発症契機の原因としても有名ですよね。前のケースにもありましたが、ユニーク・パーソンは特に、「変化」がとても苦手な人が多いです。変化を受け入れるのにも時間がかかります。子ども時代も、小学校入学、中学校入学、高校入学という大きな変化だけでなく、一つ学年が上がるたびに担任の先生が替わったり、友だちが替わったり、あるいは席替えだけでも、その変化がストレスとなり体調を崩すような子もいるくらいです。

「変化が苦手」というのは、言い換えると、「切り替えが苦手」「一つのものへのこだわりが強い」「自分ルールがある」「予測が苦手」「予期せぬことへの不安が強い」などとも表現されます。いわゆる「イマジネーションの問題」になると思います。この「見えないものを予測する」というのが苦手な人は、環境変化もそうですが、人との会話であったり、人間関係であったり、仕事の見通しであったりと、あらゆる生活の場面で躓《つまず》きが出てしまうのだと思います。裏を返すと、次に何が起きるのかがわからなくて不安な気持ち、怖い気持ちが強いのだと思います。究極の支援は、その人の代わりに可能な限り見通しを立てて、今後起こりうる変化を「見える化」してあげることだと思います。

ただ世の中は、予測や見通しを立てられないことも多く、現実問題としては、すべてを「見える化」するのは難しいことも多いでしょう。ですから、まずはできそうなものから少しずつ始めて、仮に十の不安があるのなら、そのうちの一つでも不安を軽減することを目指すとよいかもしれません。一つでも改善できれば、それは大きな支えになっていきますし、自信につながります。具体的に「今すぐできるところ」からとりかかっていくことがポイントです。

ケースに戻りますと、「変化」そのものへの不安は異動が決まった二月頃から始まって続いたものの、四月に実際に異動になり、６月頃には不安・緊張といった症状は改善傾向になっていました。いわゆる「変化に慣れた、順応してきた」ということだと思います。とすると、変化への順応はだいたい三カ月程度ですので、まずまずは順調な経過だと思います。日常生活に支障をきたすほど症状がひどければ投薬治療も検討しないといけませんが、こういった「変化」によるストレスが原因で、しかも時間の経過とともに改善傾向なのであれば、ほかに何かなければ悪化する可能性は低いので、まずは様子を見ても問題ないと見積もることができます。

ところが、症状の経過を見ていくと、七月頃から新たな症状が出現してきました。そうです、睡眠の問題です。これには別の要因がありそうです。このケースの場合、環境の変化そのものには徐々に慣れてきたものの、人間関係の悩み・ストレスといった新たな悩みが見えてきました。女性のユニーク・パーソンの場合、男性よりも普通に振る舞うのが上手と述べましたが、たしかに表面的な会話や、ある程度のコミュニケーション能力は身についている人が多いです。なので、一見わかりにくいかもしれません。しかし、世間話や雑談、いわゆる「ガールズトーク」などと言われる噂話や恋愛話のような女性特有のコミュニケーションがとても苦手です。典型的には次のようなタイプです。

- その空気に馴染めないのにその輪がとても気になり、何とか入りたいタイプ。
- 苦手なのにもかかわらずその輪に入り、会話についていけず疎外されてしまい、いじめに遭ってしまったり、からかわれたりして、不適応を起こすタイプ。
- そういう女子の会話、集団、他人にまったく興味がなく、そういった会話にすら入りたくないタイプ。

和久さんは、どちらかと言えば最後のタイプに当てはまりそうですね。このタイプの人は、「一人で浮いている」と周囲から言われるかもしれませんが、本人はそれほど困っているわけではありません。

このように、ガールズトークが苦手な女性のユニーク・パーソンですが、無理をしてもその輪に入るべきか、多少浮いていると思われても距離を取るべきか、どちらがメンタルヘルス的に健康かといえば一目瞭然ですよね。日本の文化は、周りの空気を読み取って、調和を重んじて、集団の輪に入ることを良しとする風潮がありますが、休み時間くらい、ゆっくり自分のペースで休んでもよいのではないかと私は思います。

もし、その輪を気にして、そこに入る努力をしようとするならば、その人が大人であっても子どもであっても、適切に入れるようにソーシャルスキル・トレーニングを中心としたサポートまで必要になってきます。ただ、このケースのように特に気にしないタイプで、一人でも静かに休憩時間を過ごせるならば、それでそれでとても良いことだと思います。「一人の時間を（人のことばかり気にせず）穏やかに過ごせる」というのは、生きるうえでとても立派なスキルです。本を読んだり、絵を描いたり、物を作ったり、そういった一人の時間を尊重してあげるとよいと思います。

産業医のつぶやき

　このケースを振り返ってみて、もっと早くに取り組めた予防策はなかったかを考えてみると、異動する四月以前にもう少し準備ができなかったかな、と思いました。

　辞令が出た二月は年度末に向かっていく時期でもありますし、業務の引き継ぎなどもあって多忙だとは思いますが、このケースのような「イマジネーション」が難しいユニーク・パーソンの場合は、たとえば、異動先の本社に何度か足を運び、実際の職場の雰囲気を見てみるのも有効です。見ることでイマジネーションができます。あるいは、もし許されるならば、新しい上司に仕事内容をあらかじめ教えてもらったり、職場や部署の同僚の雰囲気などの様子も見たり聞いたりして、先んじて情報を得ておくことができれば理想的だと思います。

　わからないという不安をずっとためておいてしまうと、異動後の不適応に結びつきます。辞令が出てから実際に異動となる間に不調になってもおかしくはありません。それよりは、少しでも実際に目で見て、「見える化」をしておくことは、不安軽減に大いに役に立ちます。異動に対する考え方は会社によってさまざまで、辞令の発令から異動までの期間が短かったり、異動先を事前に見ることができないような会社もあるかもしれません。ただ、医師の立場で言うと、イマジネーションに問題があって、変化が極端に苦手なユニーク・パーソンが、自ら不安を克服するために前もって異動先を訪れたいと願っているのであれば、できるだけそれを受け入れていただきたいものです。

（2）経過

その後、和久さんの希望により、上司と産業医の面談を行いました。和久さんの困りごとについて共有した結果、上司は快く席替えをしてくれることになりました。席替えをしてからというもの、女性同僚の会話があまり気にならなくなった和久さんの睡眠障害は、次第に改善していきました。

今回の場合は、席替えという物理的な工夫のみで幸いにもストレスは軽減し、不眠の改善にもつながりました。これがいわゆる「環境調整」の一つになります。感覚過敏による物理的な刺激が苦手なユニーク・パーソンは、たくさんいます。照明器具、ＰＣの画面の明るさひとつとっても、視覚感覚は人それぞれ違い、不愉快な思いをしている人は実はたくさんいます。また、空調の音、話し声、掃除機の音、歩く音など、聴覚過敏の人も多いです。これらの物理的環境も意外と見過ごされてしまいがちですが、職場でできる工夫はたくさんあります。耳栓、イヤホンなど、必要に応じて使うのも手です。ユニーク・パーソンでなくても、さまざまな原因で感覚が人よりも過敏な方はたくさんいます。もし、感覚過敏で困っている人がいたら、思いやりの心をもって環境の改善に協力をしていただければと思います。

女性のユニーク・パーソンは、主張せずになんとなくその場に合わせるのに必死で、実際はたくさん我慢しながらなんとか適応している、というような人が多いです。女性のユニーク・パーソンは目立たないということを前にも述べましたが、男性は主に仕事の場面で気づかれることが多く、ある意味でパターン化しやすいですし、仕事とそれ以外を切り分けやすい部分もあります。それに対して女性の場合、仕事以外の休憩時間や仕事中のおしゃべり、気配りなど、純粋な仕事以外の部分でも（主に同性から）注目を浴びてしまいます。したがって、本人が感じている違和感やしんどさは、もしかしたら男性よりはるかに重く、もう少し社会全体の支援が必要なのではないかと思うところです。

そして、このケースでは面談の最後に、「自分から直接上司に言うか、ドクターから言ってもらうか」という選択肢を挙げました。本人が確実に自身で言えそうな場合はそれでよいのですが、和久さんのように主張をするのが苦手な、受け身タイプのユニーク・パーソンの場合、このまま「ご自身で言ってくださいね」と終わらせてしまったら、実際は言わないでそのまま流してしまう可能性があります。念のため、「誰がいつ伝えるか」をはっきりさせておくことが必要です。

また、このように「誰かを頼って自分の悩みが解決された」という経験は、自らＳＯＳのサインを出す行動を強化します。困ったことはそのままにせず、困っていることに自身で気づいたら、「まず、相談する」という行動を後押ししてあげるとよいでしょう。ただし、困ったことを誰に相談するかがわからないこともあるので、「相談は上司まで」、あるいは「まずは産業医」でもかまいませんので、

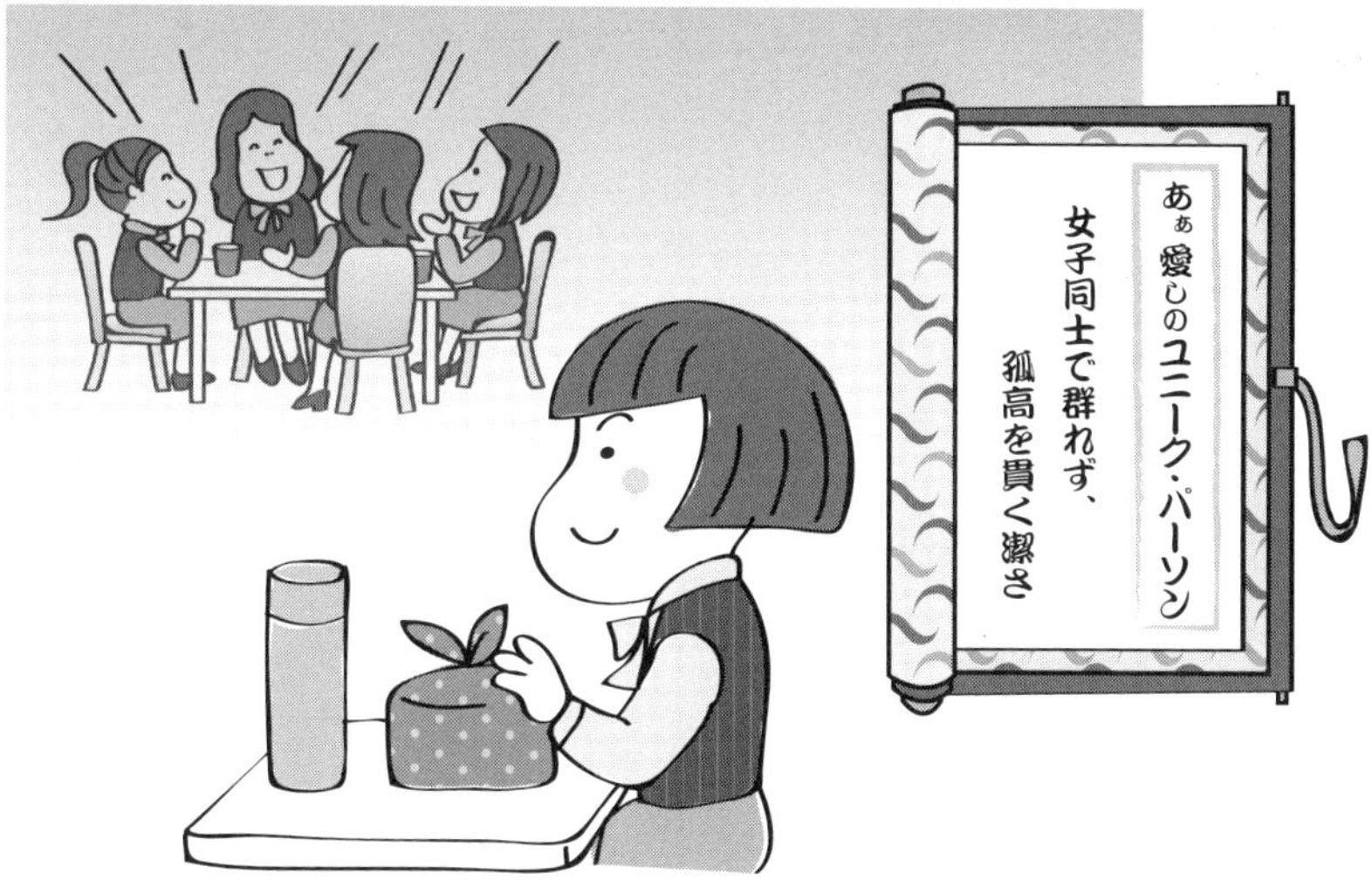
あぁ愛しのユニーク・パーソン
女子同士で群れず、
孤高を貫く潔さ

困ったことを相談する経路を明確にしておくとよいと思います。

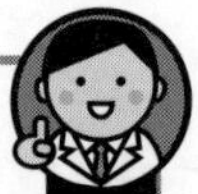

ケースのまとめ

★女性のユニーク・パーソンは目立たないことがある。
★ユニーク・パーソンはガールズトークが苦手。
★休憩を一人でとれるような配慮が必要なこともある。
★感覚過敏には、物理的な環境改善（席替え、耳栓など）が有効。
★指示やアドバイスの最後に、「誰がいつ伝えるか」を明確に示す。

(3) 甘く見ないで睡眠障害

このケースでも出てきた睡眠障害は、あらゆる精神症状の中でも早急に解決すべき症状の一つです。枕が変わったり、空調、明るさ、騒音などの物理的な環境要因はないか、アルコール、カフェイン、薬の副作用、昼寝のしすぎなど、生活習慣的な要因はないか、年齢、病気、痛みや痒みといった身体的な要因がないかを、きちんとチェックしてみます。そしてもし、こころの要因が考えられるときは、その悩みやストレスなどについて、今一度、考えてみる必要があります。

睡眠障害は、大きく分けると以下の四つになります。

- 入眠困難――寝つきが悪く、床について三十分～一時間経っても眠れない。
- 中途覚醒――何度も目が覚めてしまう。
- 早朝覚醒――早朝の三時や四時に目が覚めて、その後眠れない。
- 熟眠障害――睡眠時間数のわりに起きてもすっきりせず、疲れがとれない。

これらは一つだけのこともありますし、混在することもあります。睡眠障害が続くようならば、専門家に相談しましょう。

コラム――梅本心理士の事件簿：それを言ってしまったがために

新米心理士の梅本さんは、女性のユニーク・パーソンの金田さんを担当することになりました。金田さんとの面接の最後に、梅本心理士は言ってしまったのです……。

梅本　（ドクターDの受け売りだけど）もし何かお困りごとがあったら、まずは梅本まで言ってくださいね！

金田　そうですか、ありがとうございます。でも、何を相談したらよいですか？

梅本　そりゃ何でもですよ、何でも。困ったな～と思ったら、すぐに言ってくださいね。

金田　わかりました。そうします！

それからというもの、日々、夕飯のおかずについて相談を受ける梅本心理士でした……。「相談してね」と言われると、「誰に？」となるのがユニーク・パーソンです。さらに、「何を？」ともなります。なかには、家計のやり繰りや、「休日にどこそこのイベントがあるが行ってもいいか」とか、「○○のソフトをあそこで予約すると△△円安いが、こっちで予約すると定価だけど特典がもらえるが、どっちがよいか」など、日常生活の細々としたことを聞かれたりすることもあります。聞く余裕があればすべて聞いてあげてもよいかもしれませんが、お互いの限られた時間を有効に使うためにも、会社内のこと、仕事のことなどと、限定してあげたほうがよいでしょう。

第4章 あなたの周りの「魅惑のキューピッドちゃん」

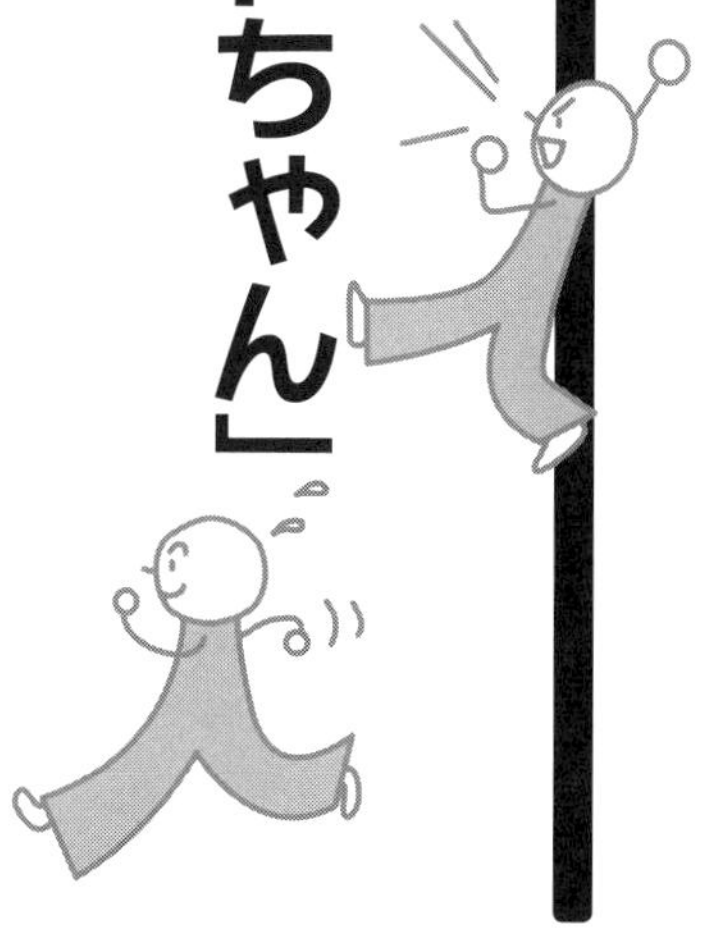

本章では前章に続き、ケースを紹介していきます。本章では、魅惑のキューピッドちゃんタイプを集めました。では、早速見ていきましょう。

1 うつ病とされてしまった「魅惑のキューピッドちゃん」

このケースの主人公は府中《ふちゅう》さん。麺樽《めんたる》食品の営業部に勤務する女性社員です。でも、今年から上司が替わり、休みがちになってしまいました。それを知った労務人事担当の穴気《あなき》さんが、産業医のドクターDに相談にやってきました。

（1）産業医との面談

①人事担当者と産業医の面談

穴気　営業部に府中さんという方がいるのですが、先月上司に叱られた翌日から、急に会社に来なくなってしまったらしいのです……。上司が連絡して病院に行かせたら「うつ病」という診断書が出たようで、とりあえず休ませています。

D　それは大変ですね。上司が病院に行かせたとおっしゃいましたが、何か心配事があったということでしょうか？

穴気　いや、まだ上司からよく聞いていないのですが、「休むくらい調子が悪いなら病院に行け」と上司が伝えたら行ったみたいで。

D　そうですか、そうしたら診断書が出たのですね。そうすると、そもそも何で叱られたのかは聞いていらっしゃいますでしょうか？

穴気　あぁ、実は府中さんは営業で、本来は外回りが多いのですが、上司が替わったばかりのときに書類仕事でミスがとても多かったらしく、お得意先で失礼があるといけないから営業に出せないと上司が判断して、内勤をさせていたらしいのです。それでも書類やら何やらに不備や抜けが多くて、一向に直らなくて厳しく叱ったみたいです。

D　そうだったんですね。穴気さんは府中さんから直接お話を聞いたことはありますか？

穴気　それはないですね。でも、私の同期が府中さんと一緒に働いていたことがあったので情報があるのですが、前の上司のときは営業成績は悪くなかったといいますか、むしろ優秀だったようです。

D　そうですか……。今の上司の評価とはだいぶ違いそうですね……。今の上司はどんな方ですか？

穴気　真面目でとてもきちんとしている方ですよ。経理の経験もあって、数字にはめっぽう強いしどんなミスも見逃さない方で、社内の信頼もとても厚い方です。

D　それはすごいですね……。かなりきちんとした、どちらかというと几帳面な感じでしょうか？

穴気　どちらかというより、完全に几帳面な感じですよ。前の方が親分肌というか、女性なのですが「私が責任取るから思うとおりにやりなさい！」みたいな感じだったので、雰囲気はだいぶ違うでしょうね。

D　そうですか、それが大きいのかもしれませんね。会社としては、何かお考えはありますか？

穴気　そこでご相談なのですが、上司の話を聞く限り、府中さんは、先日の講演会で先生がお話しされていた「ユニーク・パーソン」ではないでしょうか？　そうすると、営業には向かないのではないかと。今回の休みは休みとして、将来的には異動も視野に入れて考えたいです。そのような方向性で間違いないでしょうか？

D　まだそこまで性急に結論を出さなくてもよいのではないでしょうか。前の上司からは評価が良かったのであれば、なぜだめになったのか、そこをきっかけにもう一度考えてみたほうがよいかもしれませんね。いずれにしても、本人に一度もお会いせずに結論は出せませんから、上司の方も一緒に、面談に呼んでください。

穴気　それもそうですね。わかりました。たしかに上司で評価が変わるのは気になりますね。それでは面談をよろしくお願いします。

解説

このケースは、上司が替わった途端にミスが目立つようになり、叱責を受けたことをきっかけに休みに入ってしまった、というものです。それに加えて、人事担当者は本人を「ユニーク・パーソンかもしれない」と考え、「営業は合わない、異動させよう」とまで考えていたことがわかりました。

ユニーク・パーソンや発達障害についてのお話をしたり、文章を書いたりしていると、一定の確率で「誰それが当てはまりそうだ。ついては……」というリアクションをいただくことがあります。ユニーク・パーソンを見逃さない目を養ってくださった結果だろうと思いますので、それはそれでありがたいのですが、ここで、「一対一対応」はあり得ないということを強調しておきたいと思います。

ユニーク・パーソンであろうとなかろうと、対「人」である以上、一人ひとり考え方や性格が違うのは当たり前で、画一的に対応できるわけではありません。あまりよくない例えですが、血液型占いで「A型の人はかくかくしかじかの特徴があるから、このように接するとよいでしょう」とあっても、それにばっちり当てはまる人もいれば、まったく当てはまらない人もいて当然ですし、むしろB型の人向けの接し方のほうがよい人もいます。それと同様に、ユニーク・パーソンもある程度共通の特徴があり、共通の対応もありますが、個別性が強く、そのときの状況、年齢、所属する組織、上司、あるいは本人のバックボーン（家庭や出身学校、地域など）によっても千差万別です。

したがって、「ユニーク・パーソン＝合わない仕事は替えましょう」とはなりません。ある会社の営業で不適と判断された人が、別の会社の営業で大成するということはあり得ます。これは、フツー・パーソンでも同様ですが、その振れ幅はユニーク・パーソンのほうが大きいことが多いです。もちろん、周りの人も良かれと思って異動を考えるのですが、そのような対応は、一歩間違えると差別的対応になってしまいます。本書を通じてぜひこのような思い込み、偏見を少しでも払拭していただければと思います。

面談でドクターＤは、まさしくこのような状況を打破すべく、「早急に結論に飛びつくのではなく、本人の面談を通じてもう少し詳細な状況を把握し、特に上司との関係性について注目するべきだ」という意見を人事担当者に述べました。

②本人、上司、産業医の面談

その後、ドクターＤは、府中さんと課長の生目《きめ》さんの三者で面談を行いました。

Ｄ　はじめまして、産業医のＤです。早速ですが体調はいかがですか？

府中　会社に行こうと思うと頭が痛くなったり、お腹が痛くなったりと、身体がだるくて会社に行けない状態が続いています。

Ｄ　今までそういった症状になったことはありますか？

府中　大学時代、就職活動中にストレスがたまったとき、頭が痛かったり、今みたいに動けなくなったことはあります。でも、弊社の内定が決まった後はすぐに良くなりました。大好きな製麺会社に入れて、すご〜く嬉しくなってしまいましたよ。

Ｄ　なるほど。ではお仕事を始めてからは、営業部のようですが、営業のお仕事はいかがですか？　何か大変なことや困ることはありましたか？

府中　もともと事務仕事が苦手で、細かい事務作業をしているより、人と話したり、麺のおいしい食べ方やゆで方などを研究したり、お客様と話したりするほうが楽しいですし、好きです。私は昔から蕎麦もうどんもラーメンもスパゲッティも麺類には目がなく、いかにその麺をおいしいタイミングで食べるかを研究するのが好きで、暇さえあれば家でも麺の研究をしていました。一日三食、全部麺でも飽きません!!（麺への情熱話が続く）。

D　なるほど。本当に麺類が大好きなんですね。では、そういったお気に入りの商品の食べ方などをお取引先やお客様と話すのは、さぞ楽しいのでしょうね。

府中　はい。もう、仕事なのか趣味なのかって感じで楽しいです！　この会社に入って本当に良かったって思っています。楽しくて、お金もらえて、悪いくらい。ただ、最近は内勤の仕事が増えて、細かい書類のミスが多くて……。ま、私が悪いのですが、本当、基本的なことなのに何度も同じミスを繰り返してしまい、周りにも迷惑ばかりかけてしまって、本当に自分が情けなくて情けなくて……。

D　では、上司の立場から見て、Aさんはいかがですか？

生目　うーん、たしかに麺への情熱とこだわりは長けているのは認めます。ただちょっと、本人にも何度も言っていますが基本的な指示がまったく通じていなかったり、ミスが多くて、こちらもさらに見直さないといけないので手間が多くて……。私も細かいほうなのかもしれないのですが、つい先週のミスは非常に大きかったので厳しく注意をしました。それにしても、なかなか指示が入らないというか、どうしたものかと。体調が悪くてミスが多いなら、少し休んでもらったほうがいいのかもしれないし……。正直、よくわかりません。

府中　本当に申し訳ございませんでした。私もどうしてこんなに抜けてしまうのか……。すぐに忘れてしまうのは本当に困っています。昔からそうで、いつも気をつけるように努力はしているのですが……。

D　なるほど、状況はよくわかりました。では、ご本人の苦手なことや得意なところを整理して、周りがどのようなサポートをしていけばよいのか、どのような工夫をしていけばよいのかを、これからゆっくり考えていきましょう。ご本人にはもう少し、小さい頃のエピソードや、学校生活や趣味の話、交友関係などを教えていただきたいので、個別に面談をしていきましょう。

解説

面談の中で、府中さんは明るくて外交的な人物であること、麺類が大好きで、プライベートでも寝食を忘れて麺類の研究に取り組んでいること（興味があることにのめり込んでしまうこと）、その結果、取引先などでもとても楽しく仕事をしていた様子がわかりました。「うつ病」という診断書をもらってはいますが、うつむいて落ち込んでいるように見えるうつ病ではなさそうです。好きな麺類の話題が出ると嬉々として話し続ける様子を見ると、純粋なうつ病ではなく、別の要因が大きいように感じられます。また、過去にもストレスがかかると同じような症状が出たこと、書類仕事が中心となって不注意が目立つようになったことや、それをストレスに感じている様子が観察されました。

以上から考えると、どうやら府中さんは「魅惑のキューピッドちゃん」の傾向があり、これまでは問題にならなかったことが、上司や担当業務が替わったという職場環境の変化によって症状が出てしまい、その結果、「うつ病」と診断された（イコールうつ病、ということにはなりません）ということでしょう。

その後、ドクターＤと府中さんの定期的な面談が始まりました。その中で、小さい頃から学校の成績が科目や分野によって極端に異なることや、その時々の教師によって評価に極端な差があることがわかりました。このような特性を確かめた結果、ドクターＤは、前の上司と今の上司のマネジメント手法の違いに今後の府中さんのサポートに必要な鍵があると考え、前の上司にも話を聞くことにしました。

少々手間がかかって面倒なように感じられるかもしれませんが、このように丹念に情報を集めることで、本人をうまくサポートするコツが見えてくることがあります。

③前に上司と産業医の面談

ドクターDは、府中さんの元の上司である昔荘《せきじょう》課長と、面談をすることにしました。

D　お呼び立てしてすみません。さっそくですが、府中さんの件ですが……。

昔荘　あぁ府中さん。本当にできる方でしたわね。

D　そうだったのですね……。実は、府中さんから「なんでも言ってよい」と許可をいただいているので申し上げるのですが、上司や人事の方たちから、府中さんがとても扱いにくいと相談を受けていまして。

昔荘　扱いにくい？　えー、そうですか?!　私はそんなことなかったですよ。営業成績も一番良いくらいでしたし。

D　そうなんですか、一番ですか。それは知りませんでした。

昔荘　ええ。毎日麺類を食べるし研究熱心ですから、知識も情熱も誰にも負けなくて。クライアントの評判もピカイチでしたよ。大口のクライアントから名指しで「担当にして」と言われるくらい。

D　たしかに、麺に対して熱心な様子でしたね。営業成績がそんなに良かったんですね。ところで、今の上司の方からは抜けが多いとか、ミスが多いとか聞きましたが……。

昔荘　あぁ、それはそうでしょうね。そんなことは彼女に期待していなかったです。私もあまり細かいことを気にするほうではないですし、細かい作業が得意なメンバーは他にいましたしね。書類が雑だろうが営業成績を上げればよい、というのが私の考え方でした。

D　そうなんですね。うまく役割分担ができていたのですね。今の上司の方からすると、書類のミスが多いし、心配で営業に出せない、ということもあるようなのですが。

昔荘　たしかに、営業先でもミスがないわけではなかったみたいですが、なぜか彼女にはみんな寛容なんですよね。持ち味なのでしょうか。得なキャラクターですよね。そうそう、さっき申し上げた大口の得意先でも書類のミスが多くて、先方の事務の方がだいぶサポートしてくれていたみたいですよ。それでも指名を受けるという。

D　憎めない感じは伝わってきますよね。先方がサポートしてくれるなんて、愛されているんですね。

昔荘　そうそう。私も何度かびっくりするようなミスを目にしましたけれども、そんなに怒る気がしないというか。まぁ、他の部下に対してもそうですが、私は皆が気持ち良く働いてもらうことを心がけていまして、彼女にはとても良い所があるのでそこを大切にして、ほかは大目に見るようにしていましたよ。

D　昔荘さんのようなおおらか視点が、府中さんにはとても合っていたのかもしれませんね。大変参考になりました。お忙しいところ、どうもありがとうございました。

解説

元上司の昔荘さんのマネジメント手法を見ると、府中さんが苦手とする細かな書類作業ではなく、豊富な知識を生かした外回りを中心に据えたことが、うまくいっていたコツだとわかりました。また、人なつっこく、愛されるキャラクターを大切にしていたこともわかりました。対照的に、どちらかといえば真面目で妥協を許さない生目課長のマネジメント手法や、書類仕事中心の業務分担が、本人に苦痛を感じさせている要因だろうということもわかりました。

繰り返しになりますが、得意不得意の差の激しさ、アンバランスさが、ユニーク・パーソンの特徴です。その中でも、ミスをするためにある人からは敬遠される一方で、他の人にはそのミスを含めて愛される、というのが「魅惑のキューピッドちゃん」です。人材を生かすという観点から見ると、以前に有効だったマネジメント手法を取り入れてその人を再生することができれば、それに越したことはないと思います。

（2）経過

その後、生目課長、労務人事担当の穴気さん、産業医で、三者面談を行いました。その面談の中で、「本人の苦手な箇所を矯正する」という方向にこだわるのではなく、「本人の得意なところを活かし、強化していく」という視点で、マネジメントの方法を検討することになりました。また、元のクライアントを中心に外回りの時間を増やすようにしたところ、症状は再発せず、ミスはあるものの減ってきた、という経過が確認されました。

このケースを振り返ると、当初は、労務人事担当の穴気さんが現在の上司の意見をもとに、人事異動などまで考えてしまいまし

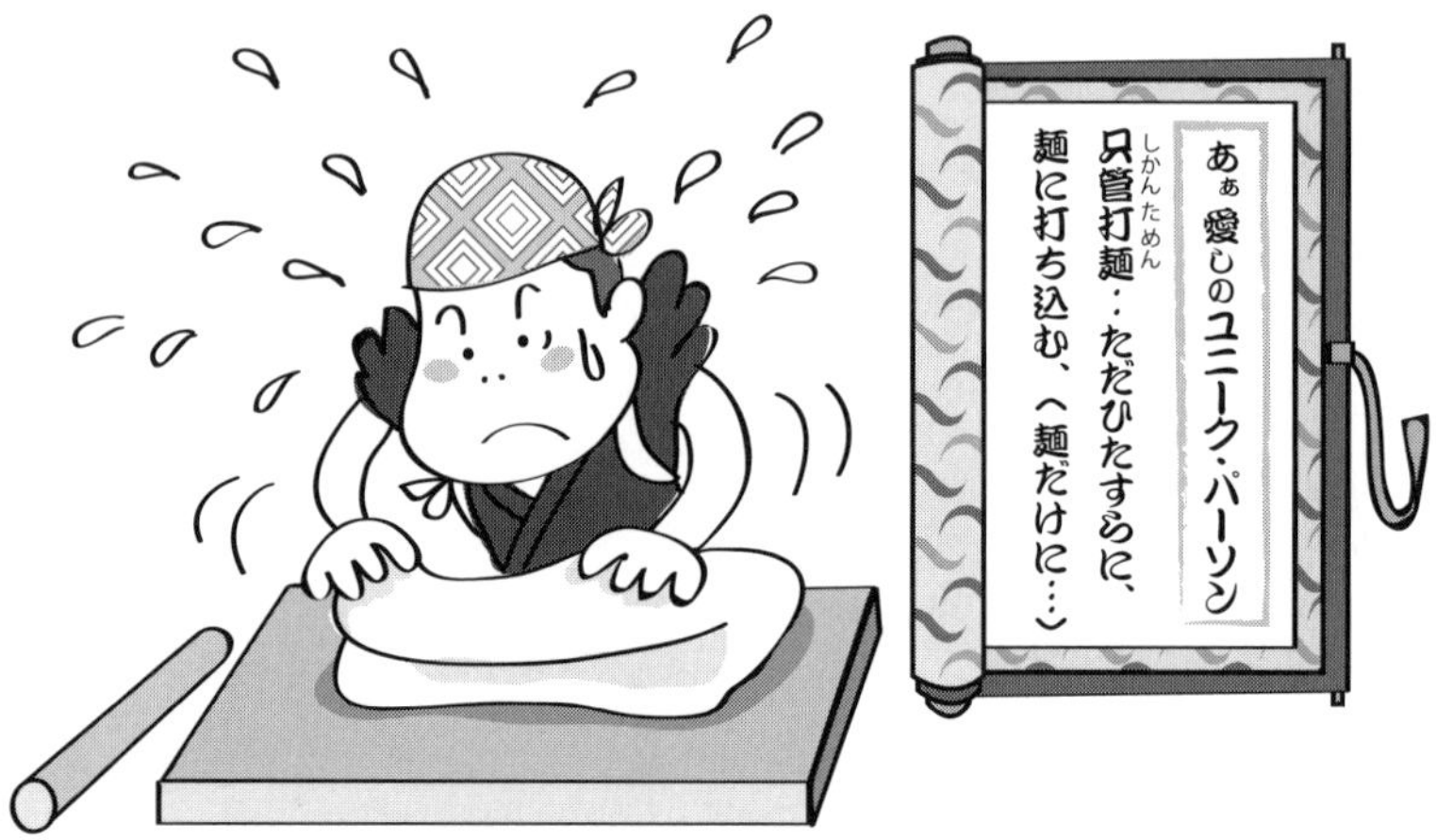
あぁ愛しのユニーク・パーソン
只管打麺《しかんためん》：ただひたすらに、
麺に打ち込む、（麺だけに…）

た。このように、病気について知識のある方が、「型」に当てはめて性急に結論を出してしまうことは、現場では間々起きます。また、一般的には、「ユニーク・パーソンは営業に向かない」という図式もあるのかもしれません。

ただ、何度も述べているとおり、このような診断はあくまで本人をサポートするために行うという姿勢が絶対的に大切です。「型」に当てはめて、「一対一対応」を行って、解決できるようなものではありません。もっと大事なのは、ユニーク・パーソンか否かという視点ではなく、「いかに本人を活かすか」という視点なのです。そのために、本人の特性やコミュニケーション・パターンを理解し、指示のインプットの方法など、今までの経験からどういった工夫をしているのか、これまでの人生でどういった成功例があったのかなどを、できる限り詳細に聞きだします。もちろん、心理検査なども参考になるので、専門家と連携をとることも大切です。また、うまくいっていたときの上司からの情報はとても参考になることが多いので、是非うかがうようにしてください。

このケースでも、関係者から丹念に情報を集めた結果、今後の対応方法としては「本人の能力を活かす」という視点を大切にする、という共通認識を得ることができました。もちろん、これで一朝一夕にすべてが解決するわけではありませんが、ちょっとした指示の出し方、業務分担の見直しによって力を発揮してくれるのであれば、職場にとってはとても大きな力になるはずです。ユニーク・パーソンは大きな可能性を秘めているのですから。

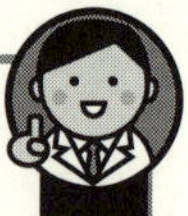

ケースのまとめ

★ユニーク・パーソンの特性は、これまで特別問題になっていなくても、上司が替わると問題になることがある。

★問題がなかったときの上司のマネジメント方法は、今後の参考になることがある。

★「苦手の克服」よりも「得意の強化」という視点が大切。

★はまれば大きな力を出すのがユニーク・パーソンの魅力。

2 カリスマ部長は「魅惑のキューピッドちゃん」?!

このケースの主人公は四里《しり》さん。この春より企画部に異動してきた女性社員です。今、四里さんは池《いけ》部長との関係に悩んでいます。池部長は社内コンペで社長賞を何度も取っており、「企画の神様」と評されている有名人です。池部長は誰にも真似できないような発想の持ち主で、部下たちも驚くことが多いのですが、気分屋で、思いつきでコロコロと言うことが変わり、そのたびに四里さんは戸惑い、最近では「ついていけない」と感じるようになりました。

今日も社長が同席する会議の席上で、池部長は、部員たちが事前に準備していた内容とは正反対の話をしたようです。それを聞いてやりきれない気持ちになった四里さんは、同僚の新尾《にいお》さんに愚痴を言ってしまいました。

（1）同僚との会話

四里　まいったな……。またどんでん返し。

新尾　あれはびっくりしたね。

四里　なんでああなのかしら。気分屋もいいとこね。

新尾　まあ、でも、あの人はずっとそうみたいよ。

四里　下はたまったものじゃないよね。

新尾　たしかに。でも、悪い人じゃないと思うよ。

四里　えーっ、悪いよ十分。今日だって、人が準備した資料、なんだと思っているんだろう。

新尾　まぁまぁ。私もそれで悩んだことがあるけれど、池さんと接しているとどうでもよく思えてくるよ、不思議と。結局、どんでん返しになったほうが良い結果に結びつくというか、元のままいかなくてよかった、みたいな。何度もあったから、今となってはまぁ、それも込みで準備している感じかな。

四里　まだその境地には無理だわ。

新尾　一年もすれば慣れるよ。

四里　イチネン、長いなあ～。池さん、話しにくくない？

新尾　え、どこが？

四里　頭の回転が異様に速いというか、どんどん話があっちこっちにいって、全然わからなくなっちゃう。私、試されているのかな？

新尾　あぁ、たしかに速いよね。でも、試しているとかそういう感じじゃないと思うけど。

四里　そうかなぁ。そうそう、デスクとか汚すぎるよね。

新尾　ははは。

四里　あれで仕事できるのかな？　いつも資料があちこちいってるし。

新尾　書類とか、崩れそうだよね。昭和の漫画に出てきそう！

四里　言えてる。下手すると出張のことも忘れてたりするじゃない。このあいだ残業していたら「飲みに行こう」とか言いだして、すかさず助野《すけの》課長が「部長、今日は最終の新幹線で大阪行きですよ」とか突っ込み入れてて、びっくりしたよ。

新尾　あれは笑えた。助野さんもさすがだよね。助野課長がいるから成り立っているよね。まぁ、あんなのはしょっちゅうだよ。会議か何かで部屋を出てっても、必ず一、二度は席に戻るよね、何か忘れたって。

四里　そうそう！　あのワサワサ感がダメなのかなぁ、私。

新尾　慣れよ慣れ！　私なんか最近、可愛く思えてきたよ。

四里　げーっ、カンベン……。

解説

何度も述べていますが、ユニーク・パーソンは能力のばらつきにこそ魅力がありますから、人よりも秀でている能力と業務がマッチすると、とてつもない仕事をやってのけることがあります。そのような人は、業績が認められて職位が上がることでしょう。起業家などにもその傾向が見て取れるときがあります。

このケースのように、ユニーク・パーソンである上司に出会うことも、決して珍しくはありません。ですが、上司から部下へといった指示命令の流れが明確な関係と違い、部下から上司への関係は指示を出すわけにもいかず、なかなか対応が難しいかもしれません。ユニーク・パーソンが上司になった場合には、その特徴をつかみ、うまい対処方法を見つけておく必要があります。逆に言うと、ユニーク・パーソンは「肝《きも》」がはっきりしていることが多いので、その「肝」を見極めることができれば、意外と付き合いやすいとも言えます。

会話の中では、異動してきたばかりの四里さんと前から働いていた新尾さんでは、池部長の言動への受け止め方がだいぶ違うようです。慣れないうちは、以下のように感じてしまいそうです。

- 思いつきで動く
- ころころ意見が変わる
- イケイケどんどん（グイグイ来る感じ）
- 抜けが多い
- 忘れ物が多い
- だらしない

そんな上司でも、誰にも負けない発想力を武器にここまで昇進してきた池部長には、社長をはじめ、部下の新尾さんなどを惹きつける魅力もまた、ありそうですね。「魅惑のキューピッドちゃん」タイプの上司ではよく見られる状況です。

さて、四里さんは新尾さんと話して少し気持ちが落ち着きましたが、その後も池部長の言動に振り回される日々が続きました。新尾さんとの会話で出てきた、助野さんと池部長の関係がとても良い関係に思えたため、四里さんは助野課長に相談することにしました。

（2）課長への相談

四里　助野課長、今日はすみません。
助野　大丈夫ですよ。部長のこと？
四里　そ、そうなんです。よくおわかりになりましたね。
助野　まぁ、よくあるからね。新尾さんが来たときもそうだったなぁ。
四里　ええ～っ、そうなんですね！
助野　いろいろと大変でしょう。よく気が変わるしね。
四里　そうなんです。前に相談したことがすぐに変わってしまうし、準備が準備にならないというか……。
助野　それはあるよね。
四里　すごい方だというのはわかりますが、私が出したアイディアはすべて却下されるし……。
助野　うんうん、そうだね。でも、却下するというか、別の良いアイディアを出してくるでしょう？
四里　そうです。それなら最初からやってほしいとか、考えてしまいます。
助野　わかりますよ。それで、池部長のアイディアはどう？
四里　そりゃあ私なんかと比べても、まぁ、ほかの誰よりもすごいのは事実ですが……。
助野　だよね。僕もね、最初はとても気にしていましたよ、同じことで。
四里　そうなんですか?!　でも助野さん、すごいですよ。助野さんがサポートしないと、部長なんてプレゼン資料も作れないし、出張の自己管理もできないし、滅茶苦茶じゃないですか。
助野　それはありがとう。でもね、君と同じことで悩んでいて、あるとき社長に言われてね。

四里　それは……？

助野　「池は会社にとって大切な才能だ。些細なことは目をつぶって、周りががっちりとサポートするんだ。それが君の仕事だ」って。

四里　……。

助野　あれだけの才能を見るとね、たしかにそう思うよ。それと、池さんはとても純粋で、僕のことを信頼してくれているんだよね。ここだけの話、ご家族のことも含めて、プライベートのかなりの部分を知っているよ。家族行事のアレンジとか。

四里　そんなことまでしているんですか？

助野　まぁ、仕事の範疇じゃないかもしれないけれど……。池さんの秘書として、もっと言うと、まぁ失礼かもしれないけれど、お父さんというかね。そういう視点で、純粋な池さんとあの才能を大切にしたいなと。なんか憎めないでしょう？　あんなにすごい成果を連発しているのに、毎年携帯を無くしたり、新幹線で逆の方向に乗っちゃったり……。武勇伝に事欠かない。

四里　すごい！　そんなこともあるのですね。

助野　聞けばいろいろと話してくれるよ。池さんは偉ぶる人じゃ全然ないから。グイグイ来るから圧倒されるかもしれないけれど、こちらからもどんどん言っていいよ。意見とか。

四里　言っても大丈夫なんですか？

助野　もちろん！　池さんは多少嫌なことがあっても忘れちゃうし、もっとも、良いことも忘れるかもしれないけれど。池さんの肝はねぇ、アイディアをどんどん出すことだよ。人のアイディアをたくさん聞くと、すごいワクワクするみたい。そうすると、自分もどんどんアイディアが浮かぶみたいで。

四里　ふふ。なんだか子どもみたいですね。

助野　ああ、それが合っているかも。すごい能力を持った子ども。れっきとした大人だけど、慣れてくると可愛いよ。自分のアイディアが採用されなくても、そのおかげで池さんに素晴らしいアイディアが浮かんで、会社が良い方向に行くのならそれでよいと思うよ。

四里　なんだかそんな気がしてきました。私も遠慮せず、もっと話しかけてみようと思います。

解説

ユニーク・パーソンが日本企業で大成している場合、その陰には、有能で心優しいフツー・パーソンの支えがあることがあります。ドラマや漫画のイメージで言うところの、いわゆる「ナンバー2」の存在です。このケースで言えば、助野課長がそれに当たります。ナンバー2以外にも、池部長を尊敬している部員は多かれ少なかれ、意識的にあるいは無意識に、助野課長のようにサポーターとしての役割を担っています。

昔気質の親分肌の上司の中には、このタイプの人がいま

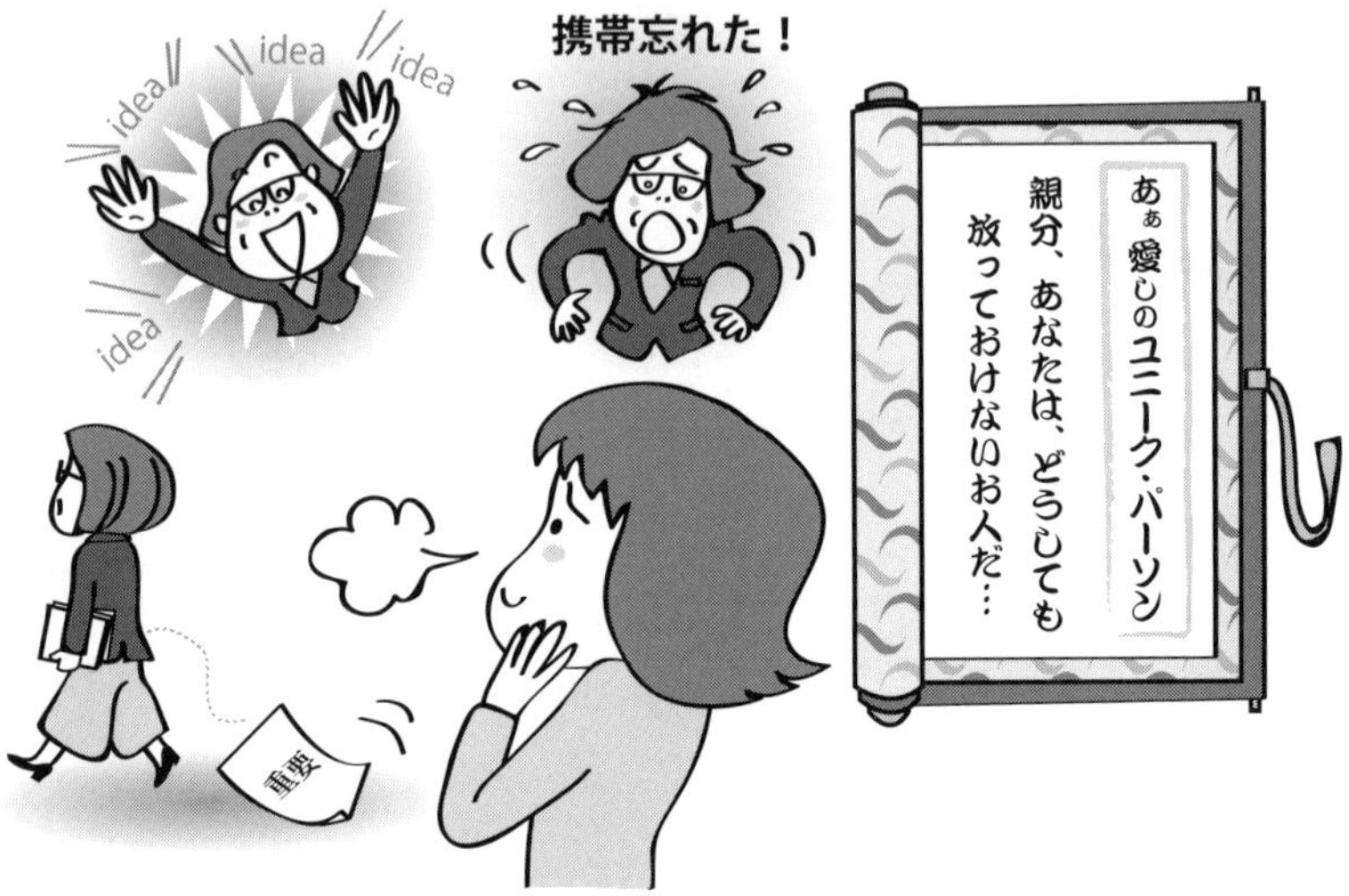
あぁ愛しのユニーク・パーソン
親分、あなたは、どうしても
放っておけないお人だ…
携帯忘れた！
idea
idea
idea
idea
重要

す。部下を対等に扱い、自分の弱点をよく知っていて、自分ができない仕事は部下に任せ、それについては口出しせずに全幅の信頼を置いて仕事を任せます。また、少々部下が反抗しようが、そのようなことはなかったかのように接してくれ（実際に忘れているわけですが）、何か良いことがあると人生で初めてのように喜んでくれ（前回の経験を忘れているだけだったりしますが）、人を喜ばせることが大好きで……、となれば実に魅力的な親分ではないでしょうか。

なんだか放っておけない、世の常識にとらわれてこの才能がうずもれてしまうのはもったいない、私が何とかしよう、そう部下に思わせる上司もまた、ユニーク・パーソンの魅力の一つだったりします。

さて、その後四里さんは、だんだんと池部長の魅力にはまっていきました。そして、会議やプレゼンテーションの場で池部長をいかに輝かせることができるか、ということにやり甲斐を感じるようになりました。二年後には、新しく転入してきた部員に、池部長の魅力をこれでもかと伝えている四里さんなのでした。

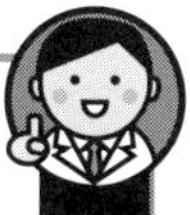

ケースのまとめ

★ユニーク・パーソンの上司の陰には、支えとなっているフツー・パーソンがいる。
★部下が「サポートしたい」と思わせるユニーク・パーソンもいる。
★ユニーク・パーソンの弱点を皆で補うことで、大きな力を発揮することがある。
★悩むよりは魅力に気がついて、それを楽しむほうが得策！

3　寝食忘れて働いて、倒れてしまった「魅惑のキューピッドちゃん」

空調機器メーカー営業部に所属する男性新入社員の杉多《すぎた》さん。大学卒業後、初めての一人暮らしをするようになりました。新人研修後、現営業所に配属となって三カ月を経過した八月頃から、下痢嘔吐、不眠が出現するようになり、会社を二、三日休むことが数回ありました。十一月になり会社を五日間連続で休んだため、上司の勧めで精神科クリニックを受診したところ、一カ月の自宅療養を勧められ休職に至りました。しかし、三日ほど休んだところで、「早く仕事に戻りたい。今日から行ってもいいですか?」と上司に連絡が入ったとのことで、あわてて上司から産業医のドクターDに相談が入りました。

(1) 上司からの相談内容

上司からの相談内容をまとめると、おおむね以下のようなものでした。

- 主治医から一カ月の療養を言われているのに、休んで三日目にはもう出勤しようとしているが、本当に大丈夫か。
- 職場では「残業ゼロ」を推奨しており、本人だけではなくすべての社員に、早く帰るように言っている。
- しかし本人は、「まだまだ調べたいことがある」からと、上司の承認を得ずにこっそり残業している。

また、以前から本人に対して気になっていたことを挙げてもらったところ、以下のような内容が返ってきました。

- 仕事をやりすぎる。
- 細かいミスが多い。
- 「報・連・相」がまったくできない。
- 自分の判断でどんどん仕事を進めてしまう。
- 優先順位をつけられない。

（２）本人と産業医の初回面談

上司からの依頼を受けたドクターDは、本人が復職できる状態にあるかどうかを判断するため、面談を行うことになりました。面談当日、杉多さんはスーツ姿で、元気いっぱいに挨拶して来室しました。スーツのボタンは掛け違えていましたが。

D　はじめまして、精神科産業医のDです。よろしくお願いいたします。

杉多　こちらこそ、はじめまして。麺樽《めんたる》空調機器株式会社東京支店第3営業所の営業担当の杉多、と申します。本日はお忙しいところ、誠にありがとうございました!!

D　いえいえ、こちらこそ。早速ですが、復職を希望されているということですよね?

杉多　はい、ありがとうございます。今はすっかり元気になりました。こうやって仕事を休んでいると落ち着きません。早く仕事に戻りたいです。暇だと何をしていいかわかりません。

D　そうですか、早く仕事に戻りたいという意欲はあるのですね。

杉多　はい！　今日からでも働きたいです!!

D　戻りたいという強い意思はよくわかりました。さて、私は今日、初めて杉多さんにお会いしたので、今回の経緯をよければお話しいただけますか?

杉多　承知いたしました。僕は業務用空調機器の営業をしております。この仕事はとてもやりがいがあり、僕にとって天職だと思っております。僕はこの仕事が大好きです。空調機器のことを勉強するのも、設置する空間のことを勉強するのもとても楽しいですし、次々と興味がわいてきます。実は、学生の頃は空調のくの字も知らなかったのですが、奥が深いんです。こう見えて大学では社会学をやっていて、卒業論文は、アジアの国際化と人口移動の……。

D　さえぎってしまって申し訳ないのですが……、体調を崩した経過というのは……？

杉多　あぁ、すみません。ちょっと話が逸れました。それで、この仕事に就いていろいろな勉強をしていて、それがすごい好きなのですが、勉強したことをお客様とお話をするのが本当に大好きです。もう、本当に大好きすぎていろいろなことを知りたくなり、調べものについつい没頭してしまったり、勉強をしていると夢中になってしまい、食事をすることや寝ることも忘れてしまったりで、気がついたら朝になっていて……。それで、朝になって、五日もひげを剃らずに出勤したら叱られて……。

D　いったんごめんなさい。そうすると、何時間くらい働いていましたか？　平均して。

杉多　これは、シー（指を口に当てながら）ですが、毎朝五時頃から深夜の二、三時まで勤務していました。

D　えーっ、そんなに！　寝る暇がないですよね。上司は？

杉多　これも上司には内緒ですが、寝るなんてもったいなくてできませんでした。だから布団もないです。

D　ちょ、ちょっと待って。布団がないのですか？　どこに寝るんですか？

杉多　絨毯とダウンジャケットはあるので、それで。五月の配属からそういう日がなんだかんだ続き、何カ月も続いたら、さすがに僕ももう若くないみたいでだんだん身体がおかしくなってきたのか、下痢をしたり、身体が動けなくなってきてしまって、仕事を数日休んでしまいました。そういったことが何回かあって、上司が心配してくださり、ちゃんと病院に行くように勧められて。あのときは本当に身体が動かなくて、病院の先生も心配して自宅療養と言われたんですが、でももう、僕、大丈夫だと思います。元気です、はい。

D　そんなに仕事がお好きなんですね。それはとても素晴らしいことですね。でも、食事や寝ることまで忘れて、身体を壊してしまうくらいというのは、心配ですね。

杉多　僕はいったんはまると、どんどんのめり込んでしまうところがありまして。なにかシリーズものとかを読み始めると、何日も寝ないで最後まで読んでしまいます。それは小さいときからずっとそうです。途中で終えられる神経がわかりません。

D　続きを楽しみにとっておくとかは？

杉多　まったく考えられません。その心理は僕にはまったくないです。連続ドラマの一週間後なんて、考えられません。

D　ははは、そうでしたか。はまるとのめり込みすぎるのですね。集中力があるんですね。では、記憶力とかはいいんですか？

杉多　いや、そういうわけではないですね。覚えているものは覚えているのですが……。ムラがありますね。

D　そうなのですね。忘れ物とかは多いほうでした？

杉多　それはしょっちゅうですね。財布や定期券や携帯なんかは、何度もなくしちゃいますし。そんなんでしたから、いつも怒られてばっかりでしたよ。

D　そうでしたか。ランドセルとかも、持って帰ってくるの忘れちゃうタイプでした？

杉多　あぁ、ランドセルは持って帰るどころか、持っていくことからよく忘れていました。

D　おお！　持っていくのから忘れるタイプでしたか。忘れ物のほかに、小さいとき、どんなお子さんだったか覚えていますか？

杉多　俗に言う、元気なやんちゃ坊主だったと思います。よくけんかもしたし、授業中も立ち歩いたり、抜け出したりで、しょっちゅう親は呼び出されていましたよ。でも、まあ、友だちも多かったし、田舎だったので自由でのびのびしていて、学校が楽しくて仕方ありませんでした。中学、高校時代も学校は楽しかったです。僕は、高校卒業時は偏差値三〇だったんですよ。でも、浪人時代、すべてを勉強に捧げて集中したら、□□大学（某一流大学）に合格することができました。あの頃は、一日二十時間以上勉強していたのではないでしょうか。僕はやると決めたときはやる男です。そして、今、こうして第一希望の麺樽空調に入社できて、この仕事にたどり着けたんです。

D　なるほど。たしかに一生懸命頑張って努力して、目標を達成できて、とっても素晴らしかったですね。ただ、学生時代は時間も自由でしたし、好きなことにのめり込みすぎても何とかなって、無理も利いて、調整ができていたのかもしれないですね。でも社会人になったら、特にサラリーマンは、やはり生活のリズムが大切ですよね。時間管理や体調管理といった自己管理をしっかりやらないと、今後は社会人として、組織人として問題が起きてしまいますし、身体も壊してしまいますよ。何か対策は考えていますか？

杉多　まさにそれです。そこが僕のすごく弱いところです。時間を決められているのが苦手ですし、好きなときに好きなことができないのは、正直きついですよね。ルールがいろいろあって、正直、それがすごい苦手です。今は営業なんで、一人で外回りなので、内勤に比べて少し自由だし気楽です。そういう仕事で良かったです。僕に向いていると思っています。

D　なるほど。その点は内勤に比べるとたしかに良かったですね……。それで、自己管理については何かお考えですか？

杉多　はい！　全力でやるだけです!!

解説

魅惑のキューピッドちゃんの中には、自らの犠牲を厭わず、仕事などに文字どおり「すべてを捧げて」没頭してしまうタイプの人がいます。杉多さんはとても自由で情熱的な心を持ち、接する人から好感を持たれるまさにこのタイプの人でした。しかし、自由気ままに過ごせる学生時代までは、いろいろと好きなものを好きなだけやっても何とかこなせていたものの、社会人となり、組織の中に入り、時間や仕事の枠が決められると、自分のペースをその枠に合わせることが難しく、無理をしているうち（無理している自覚もないまま）に身体に不調をきたし、休職に至ってしまいました。

ドクターDは、上司からの事前情報や、面談での会話内容や立ち振る舞いなどから「魅惑のキューピッドちゃん」を疑い、以下のような情報を聞き出しました（途中で脱線したり、勢いに押されている場面もありましたが……）。

• 幼少期より落ち着きがなく、はしゃぎ回っており、けんかや立ち歩きなどのエピソードを認めた。
• 「多動」の要素や、忘れ物や仕事のミスも多く、「不注意」の要素もある。
• 「過集中（のめり込みすぎ、やりすぎ）」がある。

さらに、周りからは「仕事の優先順位がつけられない」「報・連・相ができない」と言われていますが、本人にとっては目の前の仕事を集中的に片づけており、そもそも「優先順位」の概念自体をきちんと理解していない可能性が濃厚です。そして、自分の区切りで「報・連・相」を行うため、上司が求めているタイミングとズレてしまっているようです。そのため、上司からの相談事項にも、「自分勝手な判断が多い」と入っていました。こういった情報から、杉多さんは「魅惑のキューピッドちゃん」だということがわかりました。

ただ、本人は自分の自己管理能力、危機管理能力の乏しさへの気づきがまったくなく、体調が回復すれば、またすぐ同じように働けると思っている状態です。ここで復帰してしまうと、また同じことを繰り返してしまいますし、先に行けば行くほどこじれてしまって、修正が難しくなっていくこともあります。ですから、このような特徴に気づき、問題化したら、その時点でできるだけ本人の気づきを促したり、環境調整やセルフケアを行えるようにすることが望まれます。

（3）本人と産業医の定期面談──困っていることを探ろう

本人はやる気満々で自信もあるようですが、無自覚に体調を崩しているという経緯であり、再発の対策も「頑張ります」しかない状態です。また、以前から上司がとても困っている状況もあります。しかもその困りごとが、どうやら「魅惑のキューピッドちゃん」の特性から出ていることだと思われますので、無防備な状態で職場に戻ることは長期的に見て本人のためにならないと判断し、ドクターDは、本人に気づきを促し、再発を防止する対策を立てる方針にしました。自身の問題に無自覚な場合、医療を拒否することもあるのですが、本人の困りごとを丹念に拾っていくのをとっかかりにすると、医療へ前向きになることが期待できます。

D　職場で実際困っていること、あるいはよく注意されることはありますか?

杉多　報・連・相です。自分では正直、よくできていると思っているんですけど。報・連・相の本も五冊くらい読みましたし。「やってるじゃん」ということしか書いていないのですが。でも、いつも「なんで勝手に進めてるんだ!」とか、「いちいちそこは言わなくていい」などと言われて、要するにポイントがズレているみたいです。でも、そこがよくわからないんですよね。

D　なるほど。それに関しては、ある程度、上司の方とも一緒に面談を設定して、具体的にどこで報告をするかの区切りを明確にしてもらい、時間の区切りなのか仕事の区切りなのか、具体的な指示を出してもらえるように工夫してみましょう。わからなくなったら誰に最初に聞けばいいのかも、確認しましょう。

杉多　それは有り難いですね。もう正直、僕には努力してもわからないことで、どうやればいいのかさっぱりでした。

D　そうでしたか。努力してもよくわからないことを叱られてしまうのは、へこみますよね。ほかには何かありますか?

杉多　朝「これをやろう」と思うと、とにかく終わるまでそれをやってしまいます。だいたいこれは明日までには終わるなとか思ってやるんですけど、読みが甘くて……。結局終わらず、締め切りが近い仕事の時間の余裕がなくなったり、時間が足りないというか、違うことしてるとまたそのこと忘れちゃったりっていう……。

D　見通しを持って計画を立て、それを実行する、というのが苦手なのかもしれませんね。

杉多　あぁ、苦手ですね。夏休みの宿題とか、いつも終わらないタイプでした。というか、出たことを忘れるみたいな、ははは。

D　ははは。……あとは、根拠のないポジティブさがあったりで、「なんとかなるさ～」と思い込んでしまい、実際、寸前になってアップアップになってしまったりですかね。

杉多　そうそう、そうなんです、そうなんです。やってみたら全然時間が足りなかったりで、いつも焦っています。

D　いろいろとお困りごとがありますね。実はそれは、誰でも同じじゃないんですよ。

杉多　えーっ、そうなんですか?!　知りませんでした。みんなこんなものかと。

D　そういうこともありますから、始まったばかりの社会人人生をあなたがこれから長く、休まずに働けるよう、どうやって工夫していけばよいか、一緒に考えてみましょうね。それから復帰しても遅くないですよ！

杉多　はい！　ぜひお願いします！

解説

困りごとを中心にした面談を行っていくと、「魅惑のキューピッドちゃん」の特徴をよく表している特性がほかにも見つかってきました。それらをしっかりと明らかにして、いくつか工夫することを休職中の目標に据えると、あっさりとそれに取り組む気持ちを示してくれました。

さて、このケースは、体調不良に陥るほど自身の体調管理ができないのが一番の問題でした。何かに没頭して集中することは長所でもありますが、その他のすべきことまで忘れてしまっていては、短所にもなってしまいます。再発防止対策の意味でも、時間の区切り、仕事の区切り、報・連・相のタイミングを、タイマーやリマインド機能を活用して「見える化」する訓練を、休職中にトレーニングしていくことにしました。

また、自身の特性を今一度見つめて、自身の強みと弱みを認識してもらうためには、もう少し医療的な対応も必要になってきます。たとえば、心理検査を行うことで、自身の強みや弱みが明らかとなります。あるいは、不注意などの特性の程度によっては投薬治療の対象となり、効果が得られる場合もあります。このケースのように休職に至るほどの問題を抱えているのであれば、まずは困りごとを挙げて、ある程度気づきが得られた段階で、適切な医療機関と連携を図っていくことも重要になってきます。

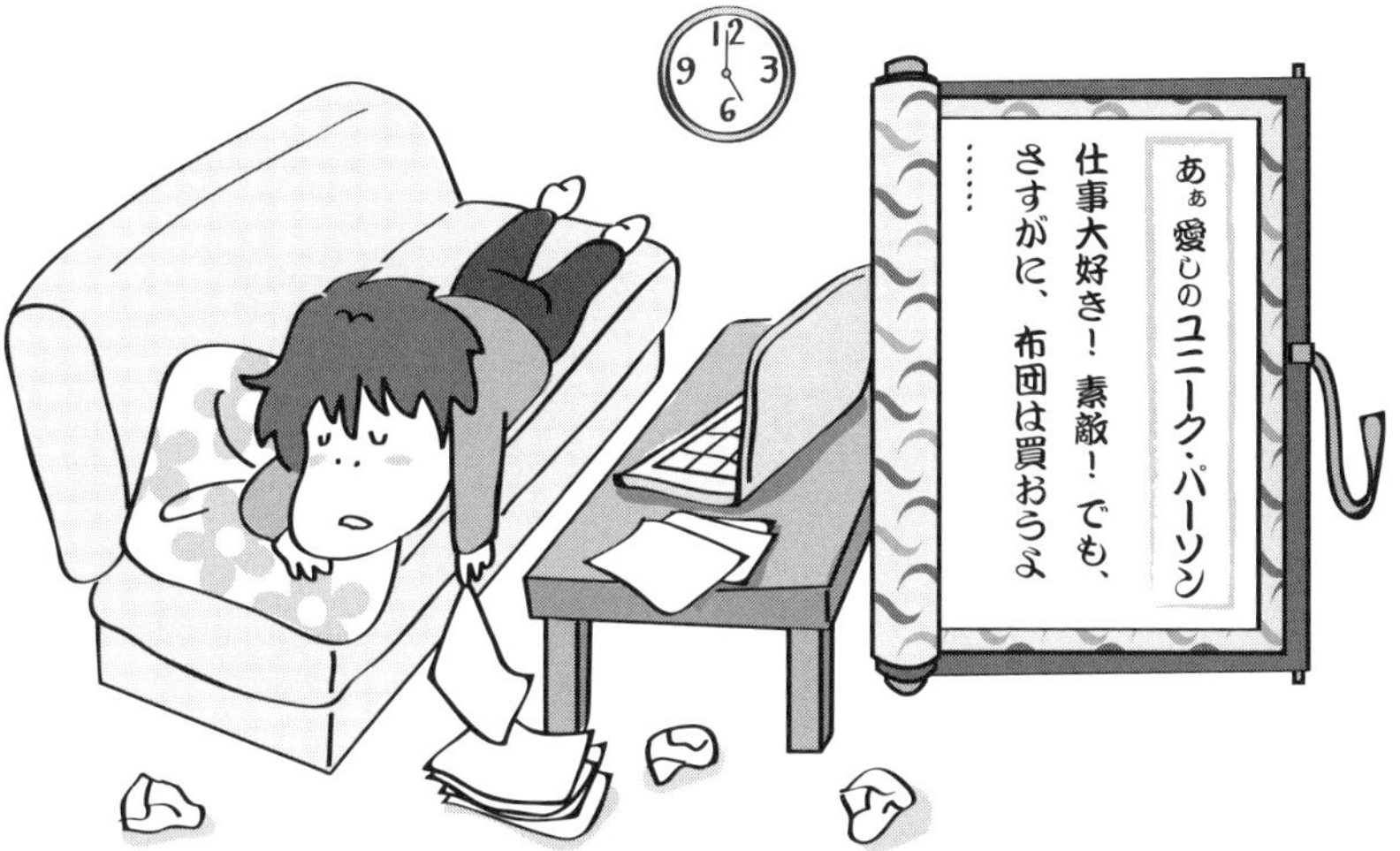
あぁ愛しのユニーク・パーソン
仕事大好き！素敵！でも、
さすがに、布団は買おうよ
……

（4）経過

ドクターDとの面談の中で、自身の困りごとに気づいた杉多さんは、ユニーク・パーソンの診察を得意とする病院への受診を希望しました。受診した病院では心理検査などを実施し、薬物治療も同時に始まりました。産業医との作業時間の目算トレーニングを含め、自身の体調や気分のセルフモニタリングの訓練などに総合的に取り組むため、受診先の医療機関が提供するリワーク・プログラムを三カ月間受講することを決めました。途中でやりすぎをリワーク・プログラムのスタッフに止められることもありましたが、そのことも自己分析の材料とし、持ち前の積極性でしっかりとリワーク・プログラムに取り組みました。薬の効果も得られたようで、それがさらにプログラムへの理解を促しました。リワーク・プログラムを完遂した後に無事に復職となりましたが、上司もびっくりするくらい、仕事の段取りはスムーズになっているとのことでした。

寝食を忘れて仕事にのめり込み、休職に至った杉多さんは、職場でも扱いにくい「魅惑のキューピッドちゃん」でした。体力が回復したからといって根本原因に目をつぶっていては、遠からずまた躓《つまず》いてしまうことでしょう。そして、失敗を繰り返せば繰り返すほど傷が深くなり、自尊心が低下してしまいます。今回は心を鬼にして療養を延長し、根本原因にしっかりとアプローチをしたことで、その後の職場適応は改善しました。

「魅惑のキューピッドちゃん」の場合、投薬治療が効果的なこともありますし、休職中にさまざまな課題に総合的に取り組むためには、医療機関の提供するリワーク・プログラム（メンタルヘルス不調による休職者向けに復職準備性を高める取り組みを行っている、デイケアなどのプログラム）に参加をさせるのも有用だと思います。

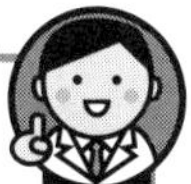

ケースのまとめ

★「魅惑のキューピッドちゃん」は寝食を忘れて没頭してしまうことがある。
★タイムマネジメントや作業の管理は苦手。
★「魅惑のキューピッドちゃん」には、薬物療法やリワーク・プログラムが効果的であることもあるので、適切な医療連携を図ることが望ましい。
★根本原因を放置して復職しても再発する可能性があるので、しっかりと根本原因にも目を向ける必要がある。

（５）作業時間リハーサル――「セルフ・リハーサル」「見える化」

このケースのように、「魅惑のキューピッドちゃん」は以下のような行動が苦手なことがあります。

- 目移りしやすく一つのことに集中しないと思ったら、ひとたび何かにはまると今度はずっとそればかりやってるなど、職場の状況に合わせて臨機応変に対応するということが苦手。
- 仕事の量を見積もり、それを配分して計画的に進めるというのが苦手。

このような「魅惑のキューピッドちゃん」にぴったりの、作業時間の予測トレーニングをご紹介します。これだけでも見通しがつきやすくなり、適応力が上がります。あなたの周りの「魅惑のキューピッドちゃん」たちにも勧めてみてください！

①セルフ・リハーサル編

セルフ・リハーサルでは、「この仕事量はどれくらい時間をかけると終わるか」を自分で予測し、実際に試してみます。時間が余ればもう少し量を増やしてみたり、間に合わないようならば、次はもう少し余裕をもって計画を立てていきます。フツー・パーソンは無意識に行っていることですが、我が愛しの「ユニーク・パーソン」たちは苦手です。このような微修正を繰り返していくと、感覚のずれが認識でき、修正がうまくなっていきます。自分の中の感覚だけでうまく修正ができないようであれば、さらに一歩進んで、きちんと数値化・見える化してみるとなおよいでしょう。

②見える化編

パート1――作業工程・時間の洗い出し

まずは、ある課題・仕事にどれくらい時間がかかっているかを、きちんと知るところから始めましょう。

パート2――マイ時間割表を作ってスケジュールを見える化！

次に、「マイ時間割表」（図4-1）を作成し、何時までに、何を、どうすればよいのかを、「見える化」します。その日の仕事の流れを書き込み、その予定どおりに仕事を進めていきます。

パート3――マイ時間割表を使って作業管理を見える化！

無事にその仕事が終われば、線を引いて消していきます。消すことで「今、どこまで進んでいるか」「どこ

マイ時間割表!!
2017年
3月
月 火 水 木 金 土 日
A会議
B会議の打ち合わせ
B会議の準備スタート
B会議
C企画書提出
D原稿〆切
2017年3月8日（水）
9:00 朝礼・スケジュール確認をする
10:00 A会議の議事録仕上げ
11:00 B会議の打ち合わせ準備
12:00 ランチ・払い込み・郵便局に行く
13:00 B会議の打ち合わせ
14:00 仕事の見直し
15:00 C企画書について リサーチ、アウトラインの作成
16:00 D原稿について上司に相談
17:00 B会議の作業
18:00以降 Eさんにメールを送る
〈優先事項〉
3/17 B会議
3/22 C企画書提出
3/28 D原稿〆切
・過去の資料の確認
・アウトラインの作成
・人数分コピー
CとBを同時に進める
仕事の優先順位・仕事の仕分け
終わったら消す!
ポストイット
優先順位を入れ替えられる
終わったら…
ポイッ!
メモ
さらに詳細をメモ
終わったら線を引いて消す
長期的プランは上司にチェックしてもらう
見通しが持ててすごく安心!
短期的プラン
中期的プラン
自分なりにもっと使いやすく工夫するとさらにGood!

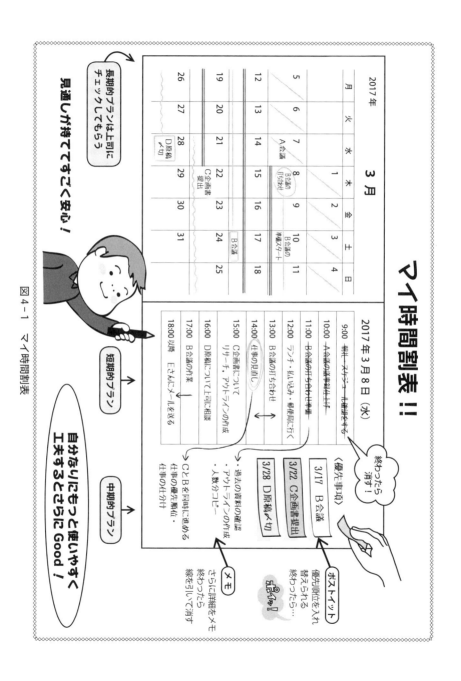

図４－１　マイ時間割表

まで終わったのか」「あと、どれをやればいいか」が、「見える化」します。時間が来たら終わらなくても次に進む、というのも切り替えの練習になります。また、時間内に終わらないものもあるので、「仕事の見直しの時間枠」も作っておいて、間に合わなかったらそこでできるように工夫します。

これも一見、当たり前のようなことですが、こういった日頃の訓練が、「魅惑のキューピッドちゃん」のとてもごちゃごちゃした頭の中をきっちりと整理します。このように整理することで仕事がスムーズに回るようになります。

パート4――中・長期計画の見える化と修正のサポート

さらに、数週間、数カ月といった、中・長期の計画を立てます。中・長期の仕事の段取りは決して一人で行わず、上司などが相談にのって進めましょう。寸前で焦ったり、最初から飛ばしすぎて無理をしないために、締め切り日から逆算して計画を立てていきます。上司や同僚と相談しながら最終調整の日、中間締め切りなどと小分けし、一日あたりの作業量とスピードを勘案しながら決めていきましょう。相談の予定をあらかじめ設定したり、途中で予定より遅れそうな場合は早めの相談を徹底させ、無駄がないか、代替案はないかなどのアドバイスをして、修正していくとよいでしょう。

＊　＊　＊

すべての作業工程で起こりうることですが、何ごとも急な変更がつきものです。その場合もあわてなくてすむように、時間割の中に「仕事の見直しの時間枠」を入れ込むだけでなく、どこかを削ったり省いたり先送りにして、差し替えができるように工夫します。そして、その差し替えもきちんと「見える化」します。急な変更と聞くと、とまどい不安になりがちですが、新しい予定をきちんとはめ込んで見通しが持てれば、今何をしたらよいかわかりやすくなり、安心することができます。

4　あなたも私もドクターも、みんなまとめて「魅惑のキューピッドちゃん」?!

ドクターDは、職場の管理監督者向けにユニーク・パーソンについての講演を行いました。すると、その講演後から、ユニーク・パーソンに関する相談が増えはじめました。そんなある日、ドクターDは、ＩＴ部システム課の野間《のま》さんから、以下のような相談を受けました。

（1）ユニーク・パーソンの講演を聞いた人と産業医との面談

D　今日はどうされましたか?

野間　実は、うちの課長が先生の講演を聞いたとかで……。それで、自分がユニーク・パーソンじゃないかと言われて、相談するように言われましたので……。

D　そうなのですね。課長さんから行くように言われて、いらっしゃったのですね。ちなみに、課長さんからはどのように言われたのですか?

野間　自分ではよくわからないのですが、課長が言うには、ミスが多くて不注意があるのではないかと。異動して二カ月目なのですが、わからないことだらけで……。

D　そうですか。まだ二カ月目だと、ミスがあってもおかしくはないとは思いますが……。ほかの人はどうでしょうか?

野間　同じ時期に入った人がいないので、比較は難しいですね。ただ、周りの人はたしかに優秀で、ミスをしている人はあまりいない感じです。

D　そうしますと、ミスは、具体的にはどのようなミスですか？

野間　あぁそれは、たとえば、前の部署では文書名にはバージョン名をつけるのですが、今の部署はそれに加えて作成者のイニシャルを入れるのですが、それを一度忘れてしまいました。

D　一度ですか……。それはミスかもしれませんが、慣れないと間違えそうですね。

野間　はい。そうも思いますがミスはミスですし、ほかの人がミスしないのならば、もしかしたら何か自分に問題があるのではないかとも考えています。一度、専門の病院に行く予定です。

解説

ユニーク・パーソンに限らないことですが、病気や障害について知ると、身近の人に当てはめて考えてしまうのは人間の性のようです。ドクターDの講演後から相談が増え、上司からの指摘を受けて産業医へ相談と受診をすることにしたというのが、このケースの経緯です。

知識を得て周囲に当てはめるのはかまわないですし、それで寛容な気持ちになることができたり、指示の出し方などを工夫してみるというのはかまわないと思いますが、直球で「ユニーク・パーソンかもしれない」ということを本人に言うのは、専門家でも躊躇するポイントであることを再度強調しておきたいと思います。診断を述べるのであれば、最後まで責任を取る覚悟がなければできないレベルのお話なのです。

さて、ドクターDは面談を通じていろいろなことを確認し、ユニーク・パーソンではなさそうだという感触を得ました。ただし、「上司から指摘を受けていることでもあり、自分でも気になるのではっきりさせたい」という野間さんの希望もあり、本人が見つけたという自宅近くのクリニックに紹介状を書くことになりました。併せて、システム課の早戸《はやと》課長からも、詳しい話を聞くことにしました。

（２）上司と産業医の面談

D　早速ですが、野間さんのことですが、どのようなことが気になりますか？

早戸　いや、彼、不注意でしょ。ミスが多いし。同じ間違いをしたら切腹ものですよ、世が世なら。先生の言ってた「困惑なキューピー」？　でしたっけ？　あれにばっちりですよ。

D　あぁ「魅惑のキューピッドちゃん」ですね。まぁでも異動されてまだ二カ月ということですし、慣れないだけでは？

早戸　いやいやいやいや。あれはね、もう小学生レベルですよ、私から言わせれば。私が小学生の頃は……。

D　すみません、あとは何かありますか？

早戸　はぁ。あぁ彼ね、おっちょこちょいですよ、きっと。

D　きっと？

早戸　あのねぇ、野間さんね、大学のときに同じ苗字の同級生がいてね、それがおっちょこちょいなんていうもんじゃなくて。野間さん、九州でしょう。その同級生も九州でね。

D　そうでしたか……。そういえば野間さんが、「職場の人がみんな優秀で」とおっしゃっていましたが、やはりそのような感じでしょうか？

早戸　それを言うと手前味噌ですが、私たちはというか、私がアメリカにいた頃（以下、延々と自慢話や専門的な話が続く）。

そのころ野間さんは、著書が多くて有名な、明月《あきつき》メンタルクリニックの明月医師の診察を受けました。

明月　（野間さんの目を見ず、横を向いて問診票と紹介状を見ながら）はい、あなたADHDね。この薬出しておくから。

野間　え？　どういうことですか？

明月　どうもこうもないよ。ADHD、わかる？　わからなかったら受付に本があるから買って。僕の書いた本、ネットで売り上げ第三万四千三百五十四位だよ、今日の朝九時現在。あなたが買ったら上がるかもね、順位。あはは。

野間　……あのー……。

明月　まだ何か？　五分以上は診れないよ。一人につき五分と決めているの。それ以上診ると売り上げ落ちるから営業妨害だよ。二倍払ってもらうよ、自費で。

野間　あ、大丈夫です。

解説

いかがでしたでしょうか。ウソのような話ですが、産業医をしていると、「部下がユニーク・パーソンであると早とちりして受診を勧めた当人が、実はユニーク・パーソンである」ケースは、たびたび経験します。それどころか、本来、適切に診断をしてサポートをする立場にある「主治医自身がユニーク・パーソンである」ケースを経験することも、それなりの数あります。「フツー・パーソン」も「ユニーク・パーソン」の要素を持つことが多く、程度の強弱の差でしかありませんので、判別はそもそも難しいのかもしれません。とはいえ、上司がユニーク・パーソンであるために早とちりで病院受診を勧められ、なおかつ、受診先のユニーク・ドクターに一方的な診察をされ、さらに投薬までされた「フツー・パーソン」にとっては、まったくいい迷惑ですよね。このケースのその後ですが、野間さんは明月メンタルクリニックを受診後に、ドクターDに結果を報告しました。受診の様子を聞いたドクターDは、野間さんに薬の服用は待つようにアドバイスをし、知り合いの医師に紹介することにしました。そのドクターを受診後、結局野間さんは「問題なし」という診断となりました。この結果を受け、ドクターDは産業医面談を通じて上司との関わり方のアドバイスを含め、野間さんをサポートすることにしました。

今回のように、上司も部下も皆がユニーク・パーソンであってもおかしくはありません。濃淡はあれど、誰もがユニーク・パーソンの要素を持っているとも言えます。ですから、ユニーク・パーソンの特性や対処方法を広く人々が知ることは、「人間そのもの」をよく知ることにつながり、豊かな人間関係を築くのに有用だと言えるのではないでしょうか。

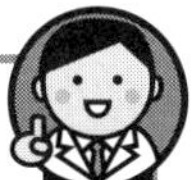

ケースのまとめ

★上司からユニーク・パーソンだと疑われたが、上司自身がユニーク・パーソンだった。
★ユニーク・パーソンを診断・治療する立場のドクターも、ユニーク・パーソンだった。
★人類皆、ユニーク・パーソンの要素を持っている。
★ユニーク・パーソンの特性を知ることは、人間そのものを知ることにつながる。

第5章 ユニークが世界を救う！

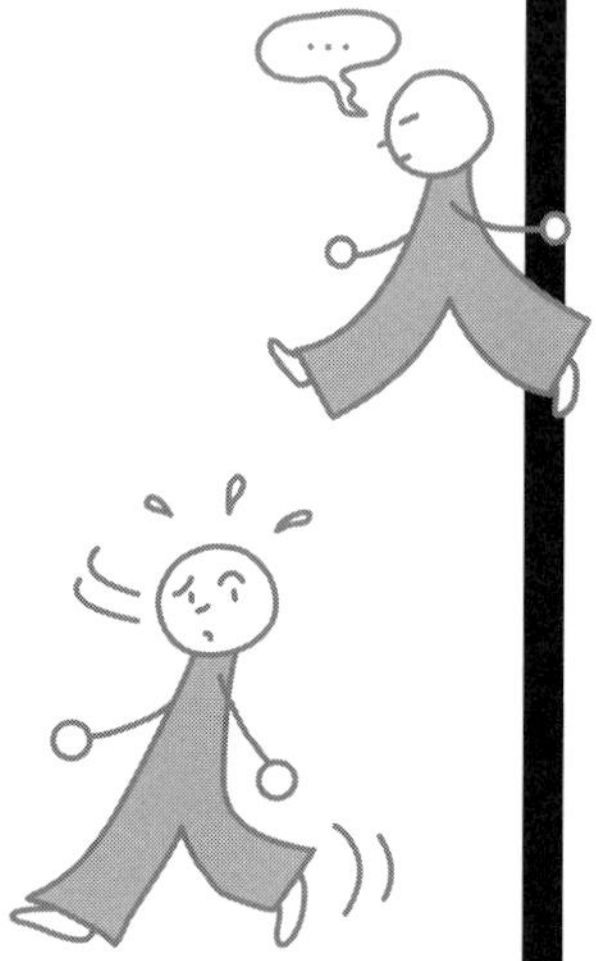

1 職場の新しいメンタルヘルス対策

(1) ワーク・エンゲイジメントについて

最終章となる本章では、どうしたらユニーク・パーソンを活かすことができるのか、ユニーク・パーソンを活かす職場とはどんな職場なのかということを、考えていきたいと思います。そこで、ぜひご紹介したいのが、「ワーク・エンゲイジメント」という概念です。

ワーク・エンゲイジメントはもともと、「バーンアウト（燃え尽き）」の反対の概念として提唱されました。「燃え尽き症候群」という言葉は、お聞きになったことがあると思います。頑張って頑張って力尽きてしまった状態、燃え尽きてしまった状態ですね。その反対をイメージできますでしょうか。何となく元気がみなぎっていそうですね。ここでは詳細な定義は割愛しますが、簡単に言うと、ワーク・エンゲイジメントが高い人というのは、仕事にやりがいと誇りを感じ、熱心に取り組み、仕事から活力を得ている状態にあり、いわゆる「イキイキ」しているということです。

ワーク・エンゲイジメントを他の概念と比較してみると、理解がしやすいと思います（図５-１）。前に述べたように、ワーク・エンゲイジメントはバーンアウトの対概念ですから、正反対で、まさに「イキイキ」状態と言えると思います。一方で、時々混同されてしまうのが、図５-１の左上に位置する「ワーカホリズム」です。

ワーカホリズムは、「働きたい」という強い気持ちに突き動かされている状態です。「ホリズム」は依存症のことですから、アルコール依存症と同じような感じですね。アルコール依存症は、「飲みたい飲みたい」という強い気持ちに突き動かされて、やめられずに飲み続けてしまいます。それのワーク（＝仕事）版ですから、仕事をしないではいられない状態です。当然、活動水準は高いですし、仕事に多くの時間を割いていますから、ワーク・エンゲイジメントと重なると

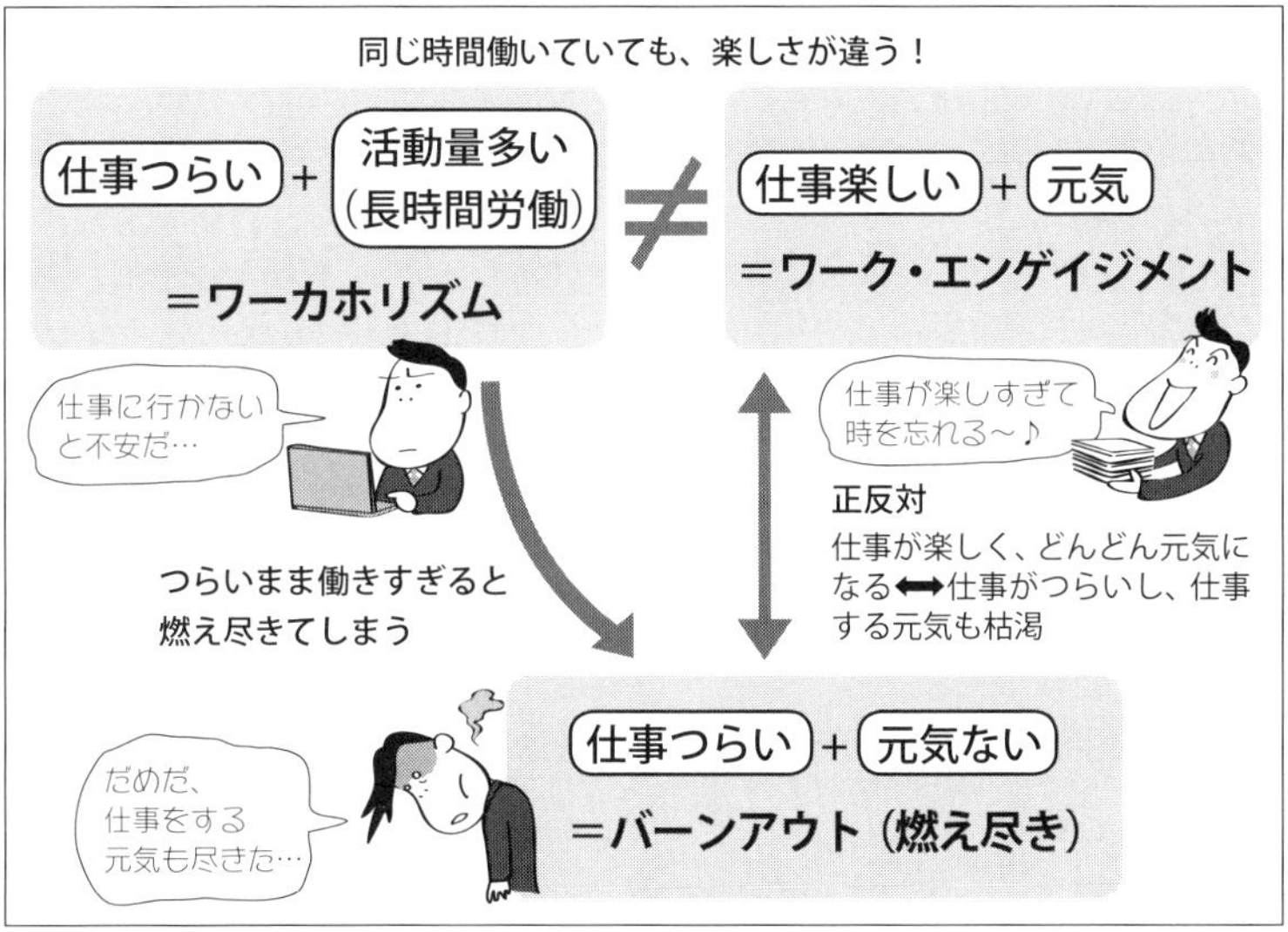

図５－１　ワーク・エンゲイジメント

ころもあります。ただ、ワーカホリズムが、「(本当はやりたくないのに）仕事をしないではいられない」のに対して、ワーク・エンゲイジメントは、「働くと楽しい」というポジティブな気持ちで働いているという、決定的な違いがあります。

このような視点で周囲を見渡してみるとどうでしょう。あなたの同僚は、「本当は休みたいけれど、仕事に出ないとついていけなくなりそうで不安だから」という理由で、日曜日などの休日に出勤したりしていませんか。それは「ワーカホリズム」が疑われます。その一方で、あなた自身が、「仕事をしていると楽しい。時間を忘れる。気がついたら夜になっちゃった」という経験はないでしょうか。その状態は、「ワーク・エンゲイジメント」が高い状態だと考えられます。つまり、同じだけ長時間労働をしていたとしても、やりたくないがやらなきゃならないと思っている状態と、楽しいからどんどんやろうと思っている状態は大きく違うのです。多くの調査研究でも、ワーク・エンゲイジメントが高いと、心理的ストレス反応や身体に生じるさまざま症状が少なく、逆にワーカホリズムは、心理的ストレス反応や身体に生じるさまざまな症状と関連があることがわかっています。さらには、バーンアウトの状態にある人たちのほうがそうでない人たちよりもミスが多く、逆にワーク・エンゲイジメントが高い人たちはそうでない人たちよりもミスが少ない、ということも明らかになっています。

以上の結果から、職場のストレスケアを考える際には、従業員の「ワーク・エンゲイジメント」に注目し、それを高める対策が有効だと考えることができます。さらに、従業員のワーク・エンゲイジメントを高めることは、パフォーマンスを向上させ、ミスを減らす可能性も示唆されています。まさに、一石二鳥、三鳥の、「いいとこ取り」の効果が期待できる対策ではないでしょうか。

職場で従業員のワーク・エンゲイジメントを測定し、対策に役立てる際には、図5-2で紹介している最も

日本語版

仕事に関する調査（UWES）©

次の9つの質問文は、仕事に関してどう感じているかを記述したものです。各文をよく読んで、あなたが仕事に関してそのように感じているかどうかを判断してください。そのように感じたことが一度もない場合は、0（ゼロ）を、感じたことがある場合はその頻度に当てはまる数字（1から6）を、質問文の左側の下線部に記入してください。

	ほとんど感じない	めったに感じない	時々感じる	よく感じる	とてもよく感じる	いつも感じる
0	1	2	3	4	5	6
全くない	1年に数回以下	1ヶ月に1回以下	1ヶ月に数回	1週間に1回	1週間に数回	毎　日

1. ＿＿＿＿仕事をしていると、活力がみなぎるように感じる。
2. ＿＿＿＿職場では、元気が出て精力的になるように感じる。
3. ＿＿＿＿仕事に熱心である。
4. ＿＿＿＿仕事は、私に活力を与えてくれる。
5. ＿＿＿＿朝に目がさめると、さあ仕事へ行こう、という気持ちになる。
6. ＿＿＿＿仕事に没頭しているとき、幸せだと感じる。
7. ＿＿＿＿自分の仕事に誇りを感じる。
8. ＿＿＿＿私は仕事にのめり込んでいる。
9. ＿＿＿＿仕事をしていると、つい夢中になってしまう。

※Schaufeli & Bakker（2003）ユトレヒト職務関与尺度は、営利目的ではなく学術研究が目的の場合には自由にご使用いただけます。営利目的あるいは非学術研究での使用を目的とされる場合には、著者による書面での許可が必要です。

図5-2　ワーク・エンゲイジメントの測定尺度（本文測定尺度）

広く使われている測定尺度の短縮版が有用だと思います。この尺度は営利目的ではなく、研究目的では無料で使用することができますが、詳細はホームページを参照してください（http://www.wilmarschaufeli.nl/）。このような測定尺度を用いることで、従業員の現状を評価したり、対策の効果測定を行うことが可能となります。

(2) ワーク・エンゲイジメントに基づく組織での対策

このように、従業員のワーク・エンゲイジメントが上がると、従業員には健康面でメリットがあり、組織には従業員のパフォーマンスの向上やミスの減少という効果が期待できます。では、従業員のワーク・エンゲイジメントを上げるためには、具体的にどのような対策を行えばよいのでしょうか。

これもいくつかの先行研究より、ワーク・エンゲイジメントを規定する要因には、①組織資源（上司や同僚からの支援、仕事の裁量権、成長の機会など）と、②個人資源（自己効力感、自尊心など）の二つがあることがわかっています（図5-3）。つまり、従業員のワーク・エンゲイジメントを上げるには、組織資源と個人資源を充実させるような対策を行えばよい、ということがわかります。

それでは、そのための具体策を、組織が行うことを中心に考えていきましょう。

①組織資源を充実させよう

組織資源を充実させるためには、従業員が楽しく誇りを持って働くことができるようにすること、従業員が持っているニーズや能力、技術にできるだけ合った仕事に従事させること、従業員自身にもそのように感じさせること、などが考えられます。具体的には、以下のような対応がよいのではないでしょうか。

一般に会社組織を考えると、現場レベルでは会社イコール上司だと思います。つまり、上司が以下に述べる②～⑤を意識して行うと、組織資源が充実していくでしょう。部下を持つすべての上司に、このようなメカニズムや行うべきことを理解していただくような研修を企画してもよいと思います。ラインケア研修（第1章の2を参照してください）の中で取り組んでいる職場もたくさんあります。

②仕事の要求度と報酬のバランスをとる

突然ですがここでクイズです。

「どのような組織や職場にいても、働いている以上、必ずやらなければならないことは何でしょう？」

正解は「仕事」です。「何を今さら当たり前のことを！」と思われたかもしれませんね。

さて、これも当たり前に感じられるかもしれませんが、実は仕事には、身体を使う仕事や頭を使

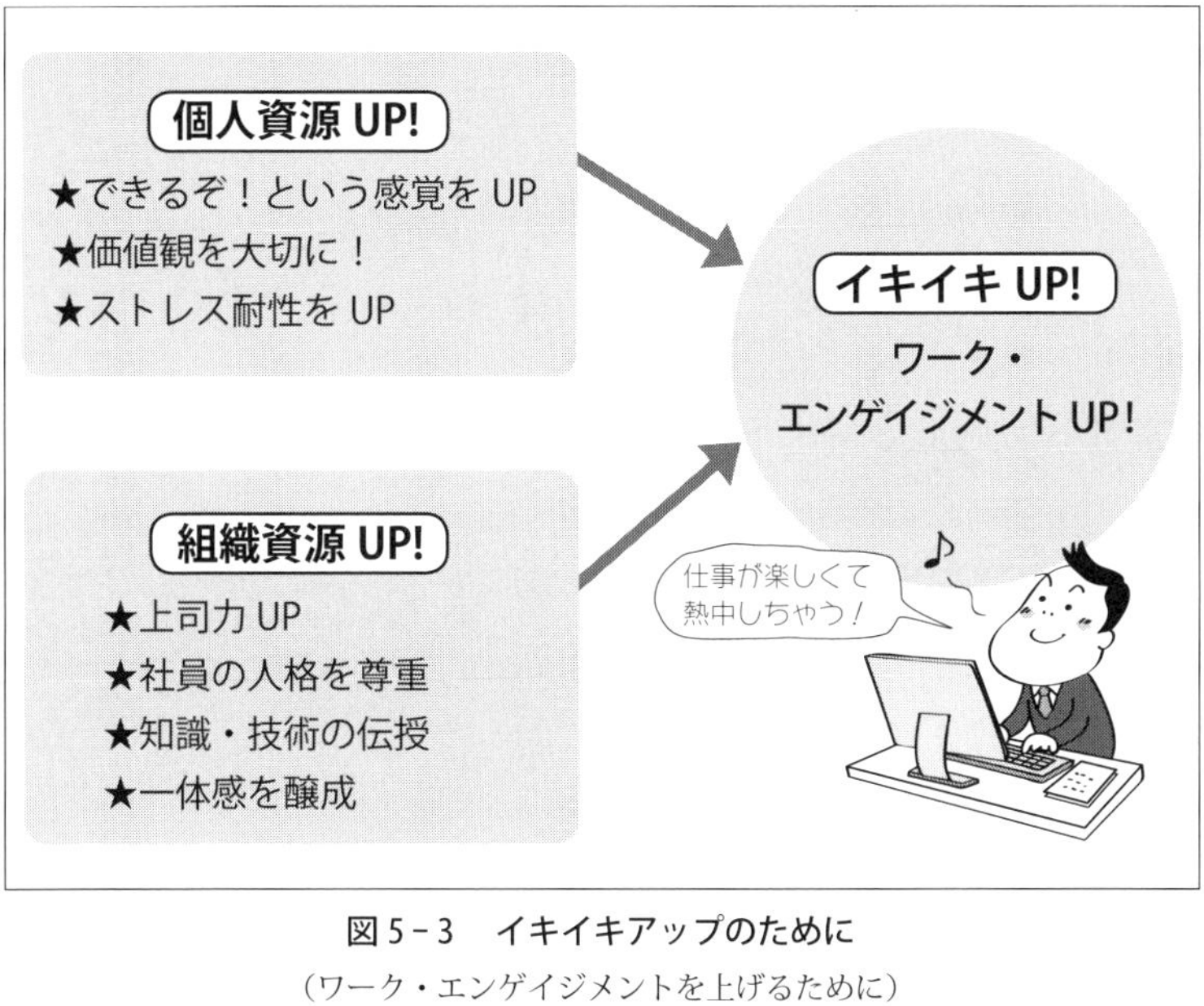
個人資源 UP!
★できるぞ！という感覚を UP
★価値観を大切に！
★ストレス耐性を UP
組織資源 UP!
★上司力 UP
★社員の人格を尊重
★知識・技術の伝授
★一体感を醸成
イキイキ UP!
ワーク・
エンゲイジメント UP!
仕事が楽しくて
熱中しちゃう！

図5－3　イキイキアップのために

（ワーク・エンゲイジメントを上げるために）

う仕事、組織を維持するための仕事など、さまざまな側面があります。そして仕事の「要求度」にも、いろいろな側面があります。さらに、これらの側面は同時に存在しています。たとえば、電話当番や報告書の提出の締め切り、会議での発言ノルマなどは、達成すれば喜びにつながり、成長の機会となるポジティブな側面があります。しかし、ノルマがきつすぎると、ストレスが強まって押しつぶされてしまうという、ネガティブな側面もあるでしょう。また、同じ仕事でも、与える人物によっても出る側面が違ってきますし、同じ人であっても、その人の状態によっては感じ方も変わることでしょう。

仕事の要求度と報酬のバランスが崩れると、心身の不調につながります。したがって、上司はこのようなさまざまな側面を踏まえ、部下一人ひとりの状態をよく把握し、それに釣り合うような報酬を用意しなければなりません。報酬というと金銭面を思い浮かべがちですが、それだけはなく、労《ねぎら》いの言葉やメンバーの前で褒めるといったポジティブなフィードバックも、立派な報酬です。給料をすぐにどうこうするというのは現実的には難しいでしょうから、このような言葉の報酬を意識して用いるとよいのではないでしょうか。ただし褒め方にもいろいろありますので、漠然と褒めるのではなく、何がどのような理由で優れているかを具体的に言及するとよいでしょう。そのためには、日頃からその人物をしっかりと観察していなければなりません。

上手に褒めるというのは、「ユニーク・パーソン」の対応でも、とても大切です。「孤高の匠くん」タイプには、理解しやすい言葉で、具体的に褒めるのがポイントです。「魅惑のキューピッドちゃん」タイプには、できるだけマメに褒めるのがポイントです。そして、言葉だけではなく、笑顔を見せるなど、視覚的にも訴えかけるように褒めるとなおよいでしょう。上司が的確に笑顔で褒めると、部下の気分も当然ポジティブになります。それがまた、従業員のワーク・エンゲイジメントを上げることにつながるのです。

もし、ネガティブなフィードバックをしなければならない場合には、①ポジティブなことから入る、②改善点を具体的に伝える、というやり方がお勧めです。なぜなら、頭ごなしに否定から入ると、怒りやショックでなかなか指導が頭に入りませんが、ポジティブなことから入ることによって、ネガティブな意見を受け入れる余裕ができるからです。そして、ネガティブな事柄に関しては、指摘して終わりではなく、改善点を提案すると建設的なフィードバックになり、次につながります。最後にポジティブな言葉で締めることで、面接自体をポジティブな印象を持って終えることができます。

ユニーク・パーソンの場合も基本的には同様ですが、「改善点を具体的に」の部分は、特に意識して詳細に伝えるとよいと思います。もし、ふだんから指導しても伝わった感じがあまりしないようでしたら、冒頭と締めの言葉や態度に引きずられて（つまり、褒められたと勘違いしてしまうこともある）、受けた注意自体が飛んでしまっていることも考えられます。そのようなときは、できるだけメールなどの文書ベースで、なるべく悪い感情を入れずに、淡々と行うほうがよいかもしれません。

③知識や技術を向上する機会を作り、「仕事ができる」という自信をつけさせる

後で詳しく述べますが、「仕事ができる」という感覚を身につけさせることが大切です。これに加えて、ユニーク・パーソンには自尊心を低下させないことも大切です。大事なことなので、次節で改めて説明します。

④従業員の意見をよく聞く

ユニーク・パーソンもフツー・パーソンも、ひとりの人として尊重されていると感じなければ、その組織に魅力を感じるのは難しいでしょう。そのため、日々の業務の進め方などは、従業員の意見を積極的に取り入れるとよいと思います。実務については、上司よりも実際に担当している部下のほうがよくわかっていますの

で、うまく意見を聞き、業務に反映させることで、自分の意見が活かさせていると感じ、尊重されている感覚を持つことができます。仕事の効率アップも期待できるでしょう。

⑤メンバーの結束を固める

大規模な事業場では部門ごとにバラバラだったり、中小規模でも部署ごと、チームごとに対立していたり、営業職と事務職間でまとまりを欠くなどということはよくあります。ですが、「仕事」をするうえでは、同じ目標を共有し、共通のビジョンに向かって一致団結するような雰囲気が醸成できれば、理想的と言えます。

「仕事」だけに注目すると解決方法も限られてきますが、昔ながらの会社のイベントや飲み会などを通じて、メンバーがふだんから仲良くできる機会を設けることで、スムーズなコミュニケーションが可能となります。昔ながらと言いましたが、実際の内容は同じであっても、上司や会社から一方的に押し付けるのではなく、できる限りメンバーの意見を取り入れ、運営にも参加してもらうようにすれば、そのこと自体で一体感が増すことにつながるのではないでしょうか。

(3) 自分で行うワーク・エンゲイジメントUP作戦

ここでは四つの、簡単でお勧めの行動を紹介します。適切なストレスケアを通じて、ネガティブ感情を減らすことも大切です。会社側も、このような行動が大切だといった知識を得る場を提供したり、行動を後押しするような人事施策を実施したりするなど、従業員への支援が望まれます。

仕事への自信を育む

仕事ができるようなると楽しくなるというのは、多くの人が経験していると思います。

ストレスへの気づきと対応力を高める

早めにストレスに気づき、適切な対応をすることで、不調を防ぐことができます。そうすると、ネガティブな感情を経験する機会が減り、相対的にポジティブな感情を経験する機会が増えていきます。

キャリア・人生観を見つめ直す

「あなたが大切にしている価値観は何ですか？」と聞かれて、即答できる人は少ないのではないでしょうか。価値観には「家族」「仕事」「キャリア」「お金」などいろいろとあり、人それぞれ何を大切にしているかは違うのは当然です。ある仕事に対し、「キャリア」を大切にする若い人は「将来の肥やしになる大切な仕事」と前向きに取り組む一方で、「安定」を大切にしている五十代の人は、「若い人がやるべき仕事。自分も若いときにやったし、今さらやりたくない」とネガティブな感情が生じてもおかしくありません。このように、自分の価値観に沿っていると思えるような仕事にはイキイキと取り組めますが、逆に、価値観と仕事があまりにもかけ離れていると、ストレスを感じてしまうことでしょう。とはいえ、自分が大切にしている価値観について、常日頃考えているという人は少ないと思います。ときには立ち止まって、自身の人生観やキャリアについて考えてみてはいかがでしょうか。

普通に生きて、普通に会社にいるだけで困難を生じてしまいがちな、また、やりたいこととやれることがズレてしまいがちなユニーク・パーソンにとっては、冒頭の問いはさらに重い意味を持ちます。そこで、しっかりと価値観を見つめ直すことがとても大切になります。

ポジティブな感情を積極的に創りだす

ポジティブな感情を経験すると、人は一時的にせよ考え方が柔軟になり、ふだんは思いつかないようなアイディアが浮かんだり、いつもとは違う行動ができたりするようになります。そのような経験が繰り返されると、次第にできることの幅が広がり、その人の成長にもつながります。

たとえば、日頃から「ありがとう」と感謝を伝える（相手にもポジティブ感情を生み出す）、職場で誕生日を祝う（「嬉しい」感情を共有することができる）、ユーモアを取り入れる、仕事の合間に楽しい話をするというように、積極的にポジティブな感情を経験できるような行動を取り入れるとよいでしょう。

2 ユニーク・パーソンの自信を育もう！

「ワーク・エンゲイジメント」という新しい考え方をご理解いただけたと思いますが、実はワーク・エンゲイジメントを上げるための対策は、ユニーク・パーソンとフツー・パーソンでさほど違いがあるわけではありません。あえて違いを挙げると、もう少し具体的に、わかりやすく、という点ぐらいでしょうか。ユニーク・パーソンがイキイキと働くことができる職場を作ることができたなら、それはきっと、フツー・パーソンにとってもイキイキできる職場になるでしょう。

では、ワーク・エンゲイジメントを語るうえでも、ユニーク・パーソンと接するうえでもとても大切な観点になりますので、ユニーク・パーソンの自信を育むコツをお話ししたいと思います。もちろんこのコツは、フツー・パーソンにも有効です。

先へ進む前に、今一度、代表的なユニーク・パーソンたちの特徴をおさらいしてみましょう。

孤高の匠くんタイプ

他を寄せつけず、特定のことにはどこまでも精通しています。また、以下のような特徴があります。

・周囲の人との付き合いが苦手。
・言葉のやりとりが苦手。
・自分ルール（こだわり）があり、変化や想像（予測）が苦手。

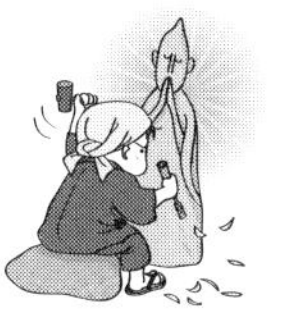

魅惑のキューピッドちゃん

あわてんぼうでそそっかしくて、でもなんだか憎めないタイプの人たちです。また、以下のような特徴があります。

・おっちょこちょい
・よく動く！
・衝動的！

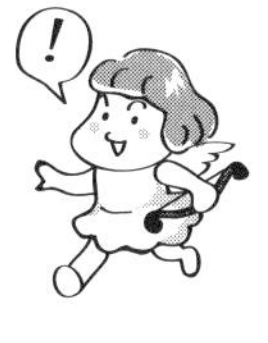

このような特徴を持つユニーク・パーソンたちには、周りの人たちが弱点をうまくカバーし、ときには強みを生かせる仕事を与えるなどの支援が有効です。

（1）「自分はできる！」という感覚を養おう

ユニーク・パーソンは、日常生活にさまざまな困難を抱えています。ですから、会社で仕事をしているだけでも傷つきやすいので、入社して数年も経つと自尊心が下がっていることがあります。自身の特徴に無自覚な場合も多いのですが、その場合でも、「なぜかはわからないが人から嫌われる」「運に恵まれず、いつでもどこでも嫌な目に遭う」などという感覚を持っている場合があります。あまりに自尊心が下がりすぎると、不適応がよけいにひどくなったり、休職・復職を繰り返したり、意地になってますます扱いにくい言動をしてしまったりします。我が愛すべきユニーク・パーソンたちと関わっていくうえで一番大切なのは、必要以上に彼らの自尊心や自信を失わせないようにする、ということです。これまでも何度も述べましたが、とても大切なので再度強調しておきます。ぜひ、愛の視点を忘れずに接していただければと思います。

それでは、どのように自信を育んでいけばよいのでしょうか。もちろん、これまで述べてきたようなさまざまな支援を行っていただくことも大切です。適切な関わり方をすることで、不必要に自信を下げることがなくなります。このような支援に加え、「育てていく」という視点が大切です。なかでも、「自分は（課題などを）できる！」という感覚（「自己効力感」と言います）を育むことが必要です。その方法としては、以下で紹介する四つの経験が有効だと言われています。これらの経験を積むことができるようにサポートを行い、育てていくという視点を持っていただけたらと思います。

- **達成体験**――自分が決めた行動を行い、成功すると、次もできると強く思えるようになる。
- **代理体験**――他の人が成功している姿を見ることで、自分もできるかもしれないと思えるようになる。
- **社会的説得**――「君ならできる」と他人に励ましてもらうことで、「できるかもしれない」と思えるようになる。
- **生理的・情動的喚起**――ポジティブな気分で「できるかもしれない」と感じられるようになる。

では、ユニーク・パーソンのタイプ別に、実践例を紹介していきましょう。

①「孤高の匠くん」タイプ

手順書を作る

報告書の作成が苦手な「孤高の匠くん」には、上司がかなり詳細な報告書の手順書を作成して、それをもとに作成させてみましょう。うまくできればそれを認めて、褒めてあげます。できていなければ、その箇所をすべて（同じような修正も繰り返し）指摘して、そのとおりに直させます。丹念に繰り返していけば、「同じやり方であれば次も行うことができる」という自信がついてきます。ただし応用が苦手なので、たとえ小さな変更でも、それをわかる形に明示して、再度手順書を組み直すとよいでしょう。

こだわりをうまく利用する

こだわりが強く、アドバイスを受け入れにくいタイプの「孤高の匠くん」であれば、そのこだわりをうまく使うとよいでしょう。地位や立場、学歴など、わかりやすい属性にこだわりやすいという特徴もありますから、その「匠くん」の尊敬のベクトルに乗る人物から、うまく説明することも有効です。たとえば、同じ大学の先輩、弁護士などの有資格者、役職の高い人、本社の人、高学歴の人など、わかりやすい属性を持つ人からの励ましやアドバイスがあると、うまくのせる（！）ことができます。

ただし、誤ったベクトル（こだわりは隠すことができませんので、すぐにわかると思いますが）だと、まったく逆効果ですので気をつけください。たとえば、以下のように。

○正しいベクトル

上司　この仕事をやってください。

匠　こんな仕事をやるなんて意味ない。

部長　匠くん、これはね、今一番大事な仕事だよ。

匠　はい！　頑張ります！

×誤ったベクトル

上司　この仕事をやってください。

匠　こんな仕事をやるなんて意味ない。

大学（違う学部）の先輩　匠くん、これはね、今一番大事な仕事だよ。

匠　はぁ？　○○学部出に言われても、説得力ないんですよね。

大学（違う学部）の先輩　なにっ!!

物まねをさせる

新しいことをイメージしにくく、新たな課題を与えても何もできないという「孤高の匠くん」タイプには、具体的なイメージを持てるようにします。自分と同じような類型（性別、年齢、立場など）に属する人の姿を見るとイメージがつきやすいので、そのような人物を近くの席にしたり、そのような人物から具体的なやり方を見せてもらい、物まねをさせることでイメージができるようになり、自信が深まります。

②魅惑のキューピッドちゃんタイプ

短期的な報酬を利用する

長期的な展望を持ちにくく、長い困難な時を経てようやく完結したという達成感を味わいにくい「魅惑のキューピッドちゃん」には、短いスパンでの報酬をあげると意欲が高まりやすくなります。ただでさえミスや抜けが多くて、叱られる場面が多いと思いますので、できたことをその都度、褒めてあげるとよいと思います。

○できたことをこまめに褒めて、できないことは指摘する。
×できたのは当たり前なので、できないことを指摘する。

スモールステップで！

フレッシュマンや、異動後に不慣れな業務についたばかりの方でも同じですが、最初から一人前のレベルを要求すると、本人たちには過大な要求となってしまいます。「魅惑のキューピッドちゃん」は、長期的な展望をもとにスケジュールを組んだり、順序立てて行っていくのが極めて苦手です。したがって、学校の先生や、もっと言えばお母さんお父さんになったつもりでスケジュール管理をして、達成するたびに褒めてあげると自信が深まります。そうしてきちんと信頼関係を築くことができれば、いろいろな指摘も受け止められるようになるでしょう。指摘を受け入れたとしても、即、改善とならないことも多いですが、それもまたご愛敬です。

(2) ユニーク・パーソンの強みを伸ばそう

ユニーク・パーソンの魅力は、その能力のばらつきにこそあります。ユニーク・パーソンはフツー・パーソンの尺度では測れない能力を秘めていることが多いです。ユニークな能力や興味を持つユニーク・パーソンには、ぜひとも好きなことをとことん追求していただきたいものです。あちこちに興味が移るのであれば、いろいろな分野にチャレンジさせてみたら、きっとハマる場所があることでしょう。大好きなことであれば辞典を一ページ目から読んで覚えられる能力も、同時期に何冊もの本を並行して読める能力も、注意された嫌なことをすぐに忘れ去る能力も、逆に何十年前のことでもリアルタイムで経験しているかのように頭の中で再現できる能力も、すべてその人自身や会社にとって、いや、人類にとって貴重な愛おしい能力です。どうしても弱みに目が行きがちですが、ぜひ強みを見つけて、どこまでもどこまでも伸ばしてあげてください!

3 ユニーク・パーソンの周りのフツー・パーソンへ

ユニーク・パーソンについて勉強しようと本書を手にしてくださった皆様、改めて、本当にありがとうございます。周囲を思いやる優しさを持って、「あの人はいったい何なんだろう」という興味を持って、あるいは、今まさに困っていて何かしらのヒントが欲しくて、本書を手にしておられる方もいるかもしれません。そのすべてが、一つひとつが、尊いお気持ちだと思います。考えてみれば、相手に対して関心を抱く、理解しようとすることは、人のコミュニケーションの出発点と言えるのではないでしょうか。無関心であれば何も始まりませんから。

そのような尊い皆さんですが、本書でも、あるいは類書でも、「ユニーク・パーソンは〇〇という特徴があるからこのように配慮しましょう、サポートしましょう」という視点に、違和感を覚えた方もいらっしゃるかもしれません。ひょっとすると、「なぜ自分たちが苦労してそこまでやらなくてはいけないんだ？」という疑問を持たれるかもしれません。当然だろうと思います。

ですから、ここで思いっきり吐き出しましょう。

- なぜ、言われたことがわからないんだ！
- もっとしなやかにやろうよ！
- わざわざ難しくしないでもっと簡単にやればいいじゃないか！
- 空気読め！
- だらしないなあ、ビシッとしろ！
- デスクを片づけろ！
- 同じ間違いを二度と繰り返すな！

思いっきり、吐き出せましたか？

近頃あちこちの会社で、「ダイバーシティ」という言葉を耳にするようになりました。ある世代より上の人たちは、「ダイバーシティ」と聞くと「アンテナ？」と聞き返したくなります（私だけでしょうか?!）。日本語に訳すと「多様性」となるそうです。

会社にはさまざまな背景を持った人がいます。家庭のある人ない人、子どもがいる人いない人、日本人、外国人、宗教がある人ない人……。そのような多様な人が一緒に働くという前提に立って、皆が働きやすい会社を作っていこう、という考えなのだと思います。ただ、スローガンとして取り上げられていても、「働く女性（母親）」や「外国人」にフォーカスが当たりがちです。実際にはここで挙げた以外にも、多様性のくくりはたくさんあります。ＬＧＢＴもそうかもしれません。がんや心臓疾患などの身体疾患、身体障害などもそうでしょう。そして、本書で取り上げたユニーク・パーソンも、その一つだととらえることもできると思います。真の多様性を目指すのであれば、ぜひ、この視点も忘れないでいただければと思います。

ユニーク・パーソンに配慮した職場づくりは、シンプルで、具体的で、わかりやすい指示や人事制度など、多くの多様性を持つフツー・パーソンにとっても、共通項としては適切なものも多いと思います。お笑いのネタや海外の旅行者のインタビューなどで、日本人について言及しているものを見る機会が増えてきましたが、どうやら国際社会から見て日本人はわかりにくいようです。よく言われるのが「京都人」でしょうか。京都の人に関してはいろいろなエピソードがありますね。それらは、同じ文化を共有している人同士ではわかり合えるのかもしれませんが、同じ日本人でもわかりにくい、難しい文化もあるのです。ましてや海外の人にはもっとわからないでしょうし、わかって当然とするほうが間違っていますよね？

多様性を受け入れるということは、実は、共通項を探し、誰でもわかるようにするということなのかもしれません。もしそれが実現できるのであれば、ユニーク・パーソンにとってもわかりやすくなるはずです。

それでもきっと、「なぜ？」という疑問は消せないかもしれません。ユニーク・パーソンが厄介なのは、見た目や姿がまったくフツー・パーソンと違わないからです。これが、明らかに外国人だったりすれば、空気を読めずに質問をされても、「あぁ外国人だから仕方ないか」と、イライラすることは少ないと思います。ユニーク・パーソンにはそれがないので、本を読んだりして頭では理解していても、いざユニーク・パーソンを前にしたときに生じるネガティブな感情は、完全には消せないかもしれません。そんなときには是非、本書の各所に散りばめている、彼らのユニークさを愛する気持ち、面白いと思う側面に目を向けてください。海外に行ったつもりで、あるいは宇宙人に会ったつもりで、「異文化コミュニケーションを楽しむのだ」という視点を持つと、ユニーク・パーソンが可愛く面白く見えてくる瞬間に気づくはずです。

それでもまだダメでしょうか？　それならば、ご自身で抱え込まずに、状況を把握していて守秘義務もあり相談にも乗る私たち産業保健職に、思いっきり愚痴をこぼしてください。もしそれで少しでもすっきりされて明日の仕事が頑張れるのでしたら、それは私たち産業保健職にとってはとても嬉しいことです。

ぜひ、本書を手に取っていただいたときの興味・関心を持ち続けて、少しずつでかまいませんので、ユニーク・パーソンもフツー・パーソンも一緒に共存して過ごしやすい会社を、ひいては社会を、そして真のダイバーシティを、一緒に実現していければよいなと思います。

4　発達障害について

本書では冒頭に述べたとおり、「発達障害」という言葉の響きが与えるネガティブな印象を少しでも払拭したいという想いから、なるべくこの用語を用いずにきました。ここから先は、「ユニーク・パーソン」についてさらに勉強をしたい方、産業保健職等で今一度、知識を整理したい方向けに、「発達障害」について少し細かな説明を加えたいと思います。

（1）そもそも発達障害ってなに？

まずは、言葉の定義を理解しましょう。

発達障害という言葉は、以前は発達期（基本的には十八歳未満を指します）の障害と見なされてきました。より具体的には、ダウン症候群などのいわゆる知的障害や脳性まひなどの肢体不自由、視覚障害、聴覚障害などを含む、広い意味でとらえられていました。このような「障害」の名称を目にすると、「障害の範囲は固定化されて変わることがない」というイメージを持たれるのではないでしょうか。実際、今挙げたような障害の多くがそのような側面を持つことは否定できません。ところが、二〇〇五年に施行された発達障害者支援法では、発達障害とは「LD、ADHD、自閉症、アスペルガー症候群、広汎性発達障害およびその周辺の障害」と明確に定義されています。つまり、先に挙げたようなさまざまな障害は含まれておらず、かなり限定的になったような印象を受けます。

いきなり聞きなれない言葉がたくさん出てきましたが、発達障害の「発達」の意味が何かを知ることで理解がしやすくなると思います。周りの人に「発達とは？」と聞いてみると、「首が座る」「歩き始める」「身長や体重が増える」という身体の発育や運動能力の成長のイメージであったり、「言葉を話す」「数や計算など難しい概念がわかるようになる」といった、学習面や知能の成長のイメージなどの答えが返ってくることが多いと思います。

これらのイメージはもちろん正しいのですが、医学の分野では、ごく簡単に言えば、生まれたときから成長するにしたがって獲得される能力に関することすべてを「発達」と考えます。たとえば、生まれたばかりの赤ちゃんは、どうやって周囲とコミュニケーションをとればよいかわかりませんが、泣いたり笑ったりを繰り返し、その後の周囲の反応を感じて、次第にコミュニケーションの能力を獲得します。これもひとつの「発達」です。さらに「発達」していけば言語を獲得し、程度の差はあれど、会話の中で相手の表情を読み取り、相手が言ってほしいことを言って相手を喜ばせることができる能力、場の空気を読みとって気の利いた行動をとる能力も、身につけることができるでしょう。生まれてすぐに物事を段取りよく進めることができるスーパー赤ちゃんなど、存在しませんよね。先を読み、順序よく組み立て、効率よく物事を進める能力は、「発達」しながら獲得していきます。このように、人間には実にさまざまな社会的な能力があり、「発達」しながら獲得していくということが、おわかりいただけたのではないでしょうか。

ところで、「発達障害は知能の障害ではないか？」という質問を受けることがあります。一般的に言語理解力、知覚推理力、処理速度力などの能力の獲得が遅れていることを「精神発達が遅れている」とも言いますが、これは、いわゆる測定可能な「知能」に全般的に遅れのある状態を意味します。このような状態を「知的障害」と言います。ひと昔前まで「精神薄弱」「知恵遅れ」「精神遅滞」などと言われてきましたが、現在は「知的障害」という表現に統一されています。定義としては、「知的水準が定型発達者に比べて、二標準偏差を下まわる者」となっています。この水準は、心理検査（いわゆる「ＩＱ検査」）で測定します。平均を一〇〇とし、一標準偏差が一五となるように作られており、二標準偏差とは三〇の差、つまりＩＱが七〇未満が知的障害者に該当し、療育手帳を取得する基準になっています。八五～一一五の範囲に当てはまる人が多く、全体の約七割に該当します。

このようにみていくと、発達とは、知能を含む（知能だけではない）さまざまな能力の獲得だと考えることができます。フツー・パーソンの発達パターンの場合は、知能の発達水準と同じ程度（多少の振れ幅はもちろんあります）に、他の能力も同時に獲得していきます。ところが、知能の獲得に比べて、他の能力の獲得にバラッキが大きい場合があります。実はそれこそが「発達障害」なのです。ですから、発達障害は知能の障害を意味しているわけではなく、むしろ非常に知能は高いが他の能力が追いつかず、社会的に問題が生じてしまうということがありうるのです。

さあ、いよいよ「発達障害」の話です。日本の発達障害の定義は、二〇〇五年に制定された発達障害者支援法第2条によって定められており、世界保健機関（WHO）の「ICD-10」（「国際疾病分類　第10版」）の基準に準拠しています。発達障害の定義は以下になります。やや難解な表現ですが、定義なのでそのまま掲載します。

［発達障害者支援法　第2条］

この法律において「発達障害」とは、自閉症、アスペルガー症候群その他の広汎性発達障害、学習障害、注意欠陥多動性障害その他これに類する脳機能の障害であってその症状が通常低年齢において発現するものとして政令で定めるものをいう。

［発達障害者支援方の施行について　第2（1）］（17文科初第16号厚生労働省発障第0401008号）

これらの規定により想定される、法の対象となる障害は、脳機能の障害であってその症状が通常低年齢において発現するもののうち、ICD-10（疾病及び関連保健問題の国際統計分類）における「心理的発達の障害（F80-F89）」及び「小児〈児童〉期及び青年期に通常発症する行動及び情緒の障害（F90-F98）」に含まれる障害であること。

なお、てんかんなどの中枢神経系の疾患、脳外傷や脳血管障害の後遺症が、上記の障害を伴うものである場合においても、法の対象とするものである。

このように、発達障害とは脳機能の障害の総称であり、幼い時に発覚することが多い障害だと定義づけられています。大きく分けると図5-4のように分類されます。これらのどのタイプに当てはまるのか、障害の種類を明確に分けて診断するのは大変難しいとされています。なぜなら、障害ごとの特徴が、それぞれ少しずつ重なり合っている場合が多いからです。また、年齢や環境により目立つ症状が違ってくるので、診断された時期により、診断名が異なることもあります。では、発達障害の分類や、各発達障害の特徴を解説していきましょう。

（2）自閉症スペクトラム障害とは？

まずは自閉症の話から始めますね。

自閉症の子どもとは、どんな子どもでしょうか。「自閉症」という言葉の語感から、「殻に閉じこもっている内気な子ども」というイメージがあるかもしれません。しかし、自閉症の子どもは内気でも、ひきこもりでもありません。ましてや、心の病気でもありません。自閉症は発達障害の一つで、脳機能に先天的な障害があるために生じるもので、行動様式に一定のパターンのある、正常とは少し違う脳のタイプを言います。

自閉症は、重い知的障害を併せ持つ言葉のない子どももいれば、知的障害を伴わない子どもまで、実にたくさん存在します。自閉症は約五百人に一人いると言われ、症状が軽い人たちまで含めると約百人に一人いると言われています。男性に多く、女性の約四倍の発生頻度と言われています。自閉症者の近親者では、発生頻度が約五～十倍であることも知られています。

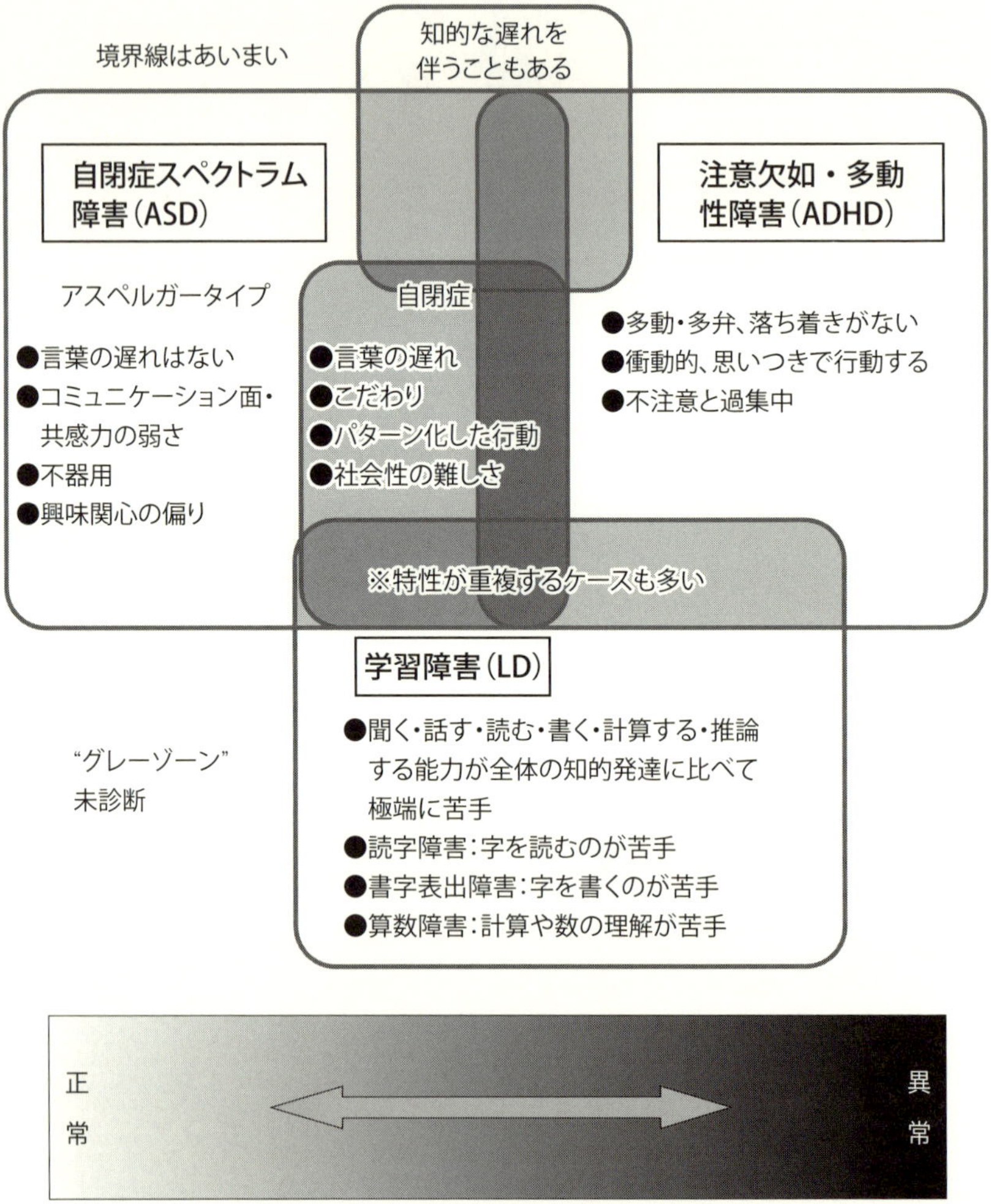
境界線はあいまい
知的な遅れを
伴うこともある
自閉症スペクトラム
障害（ASD）
注意欠如・多動
性障害（ADHD）
アスペルガータイプ
●言葉の遅れはない
●コミュニケーション面・
共感力の弱さ
●不器用
●興味関心の偏り
自閉症
●言葉の遅れ
●こだわり
●パターン化した行動
●社会性の難しさ
●多動・多弁、落ち着きがない
●衝動的、思いつきで行動する
●不注意と過集中
※特性が重複するケースも多い
学習障害（LD）
●聞く・話す・読む・書く・計算する・推論
する能力が全体の知的発達に比べて
極端に苦手
●読字障害：字を読むのが苦手
●書字表出障害：字を書くのが苦手
●算数障害：計算や数の理解が苦手
"グレーゾーン"
未診断
正
常
異
常

図５－４　発達障害とは

①自閉症の歴史と原因

一九四三年にアメリカの児童精神科医、レオ・カナーが報告したもので、多くは知的障害を持った自閉症であったとされ、その後三十年近く、自閉症というと知的障害を持つものが中心と考えられていました。その後、ハンス・アスペルガーが一九四四年に自閉性精神病質を報告し、症例四例のうち三例は、知的障害を伴わない自閉症を発表しました。一九七〇年以降になると、Ｌ・ウィングやＣ・ギルバーグが、知的障害を伴う自閉症とハンス・アスペルガーが報告した群は連続したものであるとして、現在の「自閉症スペクトラム」という考えを打ち出しました。この結果、自閉症の概念は拡がり、現在は知的障害を伴う場合と伴わない場合の両方が存在することとなりました。

自閉症の原因はまだ特定されていませんが、多くの遺伝的な要因が複雑に関わって起こる、生まれつきの脳の機能障害が原因であると考えられています。親の育て方の問題や愛情不足により起こる問題ではないことは、はっきりしています。

②自閉症スペクトラム障害の基本的症状――Ｌ・ウィングの「三つ組の障害」

自閉症の症状は大きく以下の三つに分けることができ、これを「三つ組の障害」と言います。

- 社会性の障害（人と相互的に関わって、場にふさわしい行動をとる能力の不全）
- コミュニケーションの障害（相手との相互的コミュニケーションを楽しみ、発展させていく能力の不全）

・イマジネーションの障害（思考と行動の柔軟性の発達不全、目に見えないものを想像する力の不全）

この三つの特徴が診断には不可欠です。それぞれ以下に詳しく解説します。同じ診断名でも表現形はさまざまです。同じ人でも、年齢や状況によっても、表れ方に変化が見られます。

それでは、それぞれの基本的な症状の特徴を見ていきましょう。

社会性の障害

大勢の友だちがいても一人遊びに没頭していたり、初対面でも人見知りせずニコニコしながらくっついてきたり話しかけたり、自分の好きなことを質問し続けるなど、いろいろなタイプがあります。共通していることは、関わり方が一方的で、ルールに従った遊びができず、仲間関係をつくることができず、相手の気持ちを理解することが苦手ということです。また、他者と感情を共有したり、興味や関心を共有するのが苦手です。

コミュニケーションの障害

古典的な自閉症の多くは会話的な言葉を持ちません。話すようになっても、単調な話し方で助詞が入らず、代名詞の転用や反響言語が見られます。駅のアナウンスやテレビのＣＭなどを、独り言のように繰り返したりします。過去の経験を思い出して、突然そのときのことを一方的に話し始めたり、担任や友だちに自分の気持ちを言葉で伝えられないためにかんしゃくを起こし、激しい自傷行為を繰り返すこともあります。知的に高い子どもは、一方的にしゃべりすぎることもあります。また、仕草やジェスチャー、表情など、言葉以外のコミュニケーション、いわゆるボディーランゲージも乏しかったりします。

イマジネーションの障害

こだわりが強く、道順、家具の配置、日課などが変えられるとパニックを起こし、決められた仕方でなければ行動できなくなることもあります。つまり、「いつもどおり」を好み、安心し、「変化」を嫌います。いつもと違っていて見通しが持てないと不安になります。好きな色やキャラクターにこだわったり、同じ色やキャラクターの洋服しか着ないなどさまざまです。カタログ的な情報（辞書、文字、時刻表、路線図、地図、標識、マークなど）を好んで大量に暗記したりして、「天才少年」「〇〇博士」と呼ばれることもあります。

③自閉症の診断名

診断名がややこしくて申し訳ないのですが、俗に言う広汎性発達障害圏の病名である「自閉症」「広汎性発達障害」「アスペルガー症候群」「特定不能の広汎性発達障害」などは、ＤＳＭ-５（「精神障害の診断と統計マニュアル」）では細かく分類することなく、「自閉症スペクトラム障害：*Autism Spectrum Disorder*（略称：ＡＳＤ）」という診断名に統一され、現在はシンプルにまとまりました。

つまり、図5-5のように、「発達障害」は大きく、ＡＳＤ（自閉症スペクトラム障害――自閉症、広汎性発達障害〈ＰＤＤ〉、アスペルガー症候群、高機能自閉症、特定不能の広汎性発達障害など）、ＡＤＨＤ（注意欠如・多動性障害）、ＬＤ（学習障害）の三つに分類されます。

(3) ＡＤＨＤ（Attention-Deficit/Hyperactivity Disorder）とは？

次にＡＤＨＤについて解説していきます。注意欠如・多動性障害（ＡＤＨＤ）は、多動性、注意力の障害、衝動性を特徴とする行動の障害です。現在の呼び名になったのは一九八七年にＤＳＭ-Ⅲ-Ｒで採用された障害名からで、ＷＨＯ（世界保健機関）の「国際疾病分類第10版（ＩＣＤ-10）」では、「多動性障害」という名称が用いられています。

学童期では出現率が三〜七％で男児に多いと言われていますが、周囲に気づかれにくい不注意優勢タイプのおとなしいＡＤＨＤは、女児にも多く潜在していると思います。また、多動を許容する文化や、国によっても統計はまちまちで、教育スタイル、考え方、薬による啓蒙啓発、診断後の支援環境が整っているなどで、有病率に差が出ることも考えられます。

①ＡＤＨＤの原因

多動と衝動性を特徴とする行動の障害については、かつては脳の微細な傷が原因と言われていましたが、現在は神経生物学的な障害として広く認められています。具体的には、前頭葉や線条体と呼ばれる部位の、ドーパミンという物質の機能障害が想定されています。家族集積性が高いという疫学研究や、養子や双生児研究から遺伝的要因も関連していると考えられています。

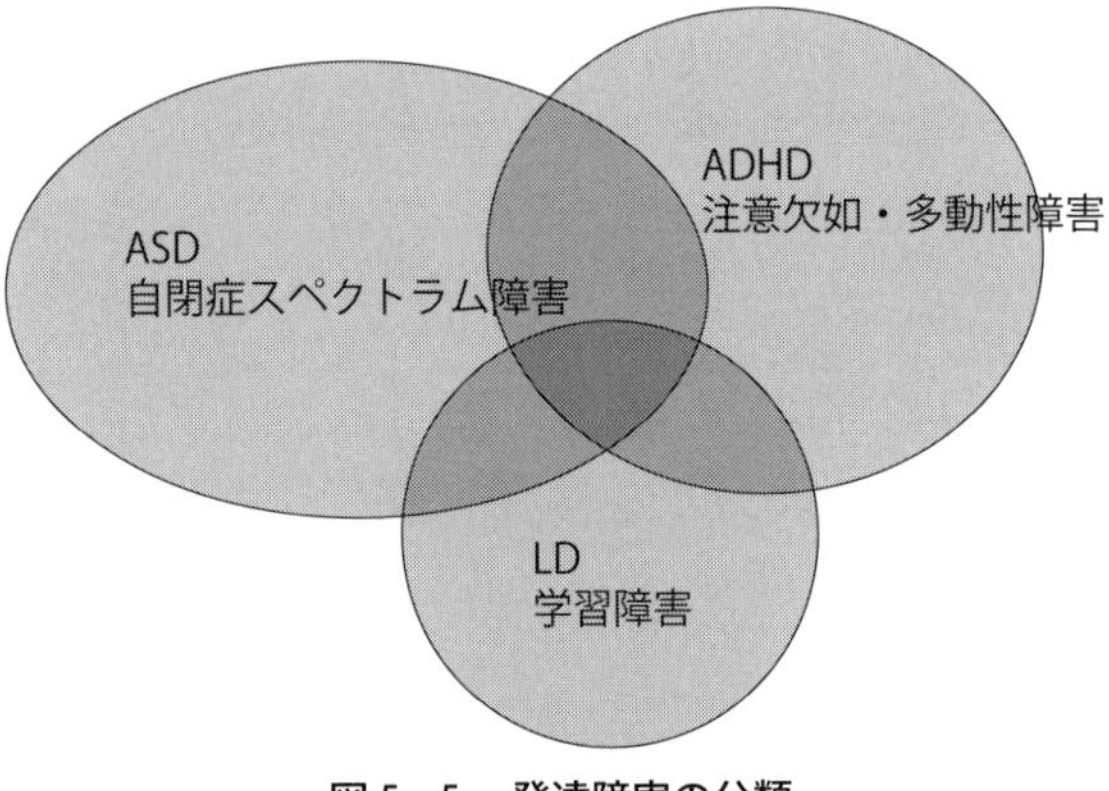

図５－５　発達障害の分類

②ＡＤＨＤの基本症状

多動性

おしゃべりが止まらなかったり、待つことが苦手でうろうろしてしまう、絶えずせわしなく動きまわる、体の一部をクネクネ、モジモジと目的のない動きが多く見られます。多動の症状は、年齢とともに落ち着いてきます。

注意力の障害

細かいことに注意を払えない、注意を持続できない、周囲の刺激に気が散る（転動性が高い）などが見られます。逆に、興味のあるものに集中しすぎて他のことがおろそかになることが多い、ケアレスミスが多い、始めたことを最後までやりとげられない、言われていることを聞いていない、忘れ物・落とし物が目立つなどがあります。約束を守れない、間に合わないなど、時間の管理も苦手です。不注意の症状は大人になっても残ります。

衝動性

順番を待てない、人の妨害や邪魔をする、質問を聞き終えないうちに出し抜けに思ったことを答えてしまうなどがあります。後先考えず、衝動買いをしてしまうこともあります。結果を考えずに判断・行動するので、その結果、自分や他人が危険にさらされる、物を破壊するなどもあります。衝動性は対応によって改善することもありますし、悪化することもあります。

（４）ＬＤとは？

次に、学習障害（ＬＤ）についてです。本書では詳しく取り上げませんが、発達障害の人の中にはこの要素を持っていることがありますので、ごく簡単に触れておきます。

日本では、文部科学省より出された「学習障害児に対する指導について（報告）」（平成十七年七月）によると、「学習障害とは、基本的には全般的な知的発達に遅れはないが、聞く、話す、読む、書く、計算する又は推論する能力のうち特定のものの習得と使用に著しい困難を示す様々な状態を指すものである。学習障害は、その原因として、中枢神経系に何らかの機能障害があると推定されるが、視覚障害、聴覚障害、知的障害、情緒障害などの障害や、環境的な要因が直接の原因となるものではない」と定義されています。

①LDの種類

ＬＤは以下の三つに分類されています。

- Reading Disorder（ディスレクシアなど）
- Disorder of written expression（ディスグラフィアなど）
- Math Disability（ディスカルキュアなど）

ＩＣＤ-10では、学力の特異的発達障害（Specific Developmental Disorders of Scholastic Skills）と呼び、特異的読字障害、特異的書字障害、算数能力の特異的障害、学習能力の混合性障害、その他の学習能力発達障害、学習能力発達障害詳細不明に細分されています。

ＤＳＭ-Ⅳ-ＴＲでは学習障害（Learning Disabilities）と呼び、算数障害、読字障害、書字表出障害、特定不能の学習障害に細分されていましたが、ＤＳＭ-５では限局性学習症／限局性学習障害（ＳＬＤ：Specific learning Disorder）と呼び、ＤＳＭ-Ⅳ-ＴＲで細分していた障害は包括され、重なる病態（スペクトラム）として再定義されました。そして限局性学習障害の一形態となり、読み・書き・計算という領域を示す識別語を付け加えて示されるものとなりました。また、重症度を軽度・中度・重度の三段階で評価するようになりました。

（5）発達障害全般の治療の基本について

基本的には、特性は生涯、持ち続けます。したがって治療目標は、特性を持つことによる有害な影響を最小限にし、その人が本来持っている能力を発揮し、自己評価を高め、自尊心の低下を防ぐことです。そのために環境調整、薬物療法、ペアレント・トレーニング（親の訓練）、ソーシャル・スキル・トレーニング（生活技能訓練）、教育的介入、ジョブ・コーチングなど、多くの治療法があります。また、放置されたままでいると、不安・抑うつや依存症をきたすなど二次的な問題を抱えるリスクがあり、大人の場合は二次的な問題によって表面化することもあります。二次的な問題が生じた場合には、そちらの治療も必要になります（図5-6を参照）。

まとめとして、発達障害についてよく聞かれる質問とその解説を紹介します。

①発達障害は増えているのか？　それとも最近やたらと拾いすぎるのか？

最近は、一歳半健診や三歳児健診で言葉の遅れや発達の偏りな

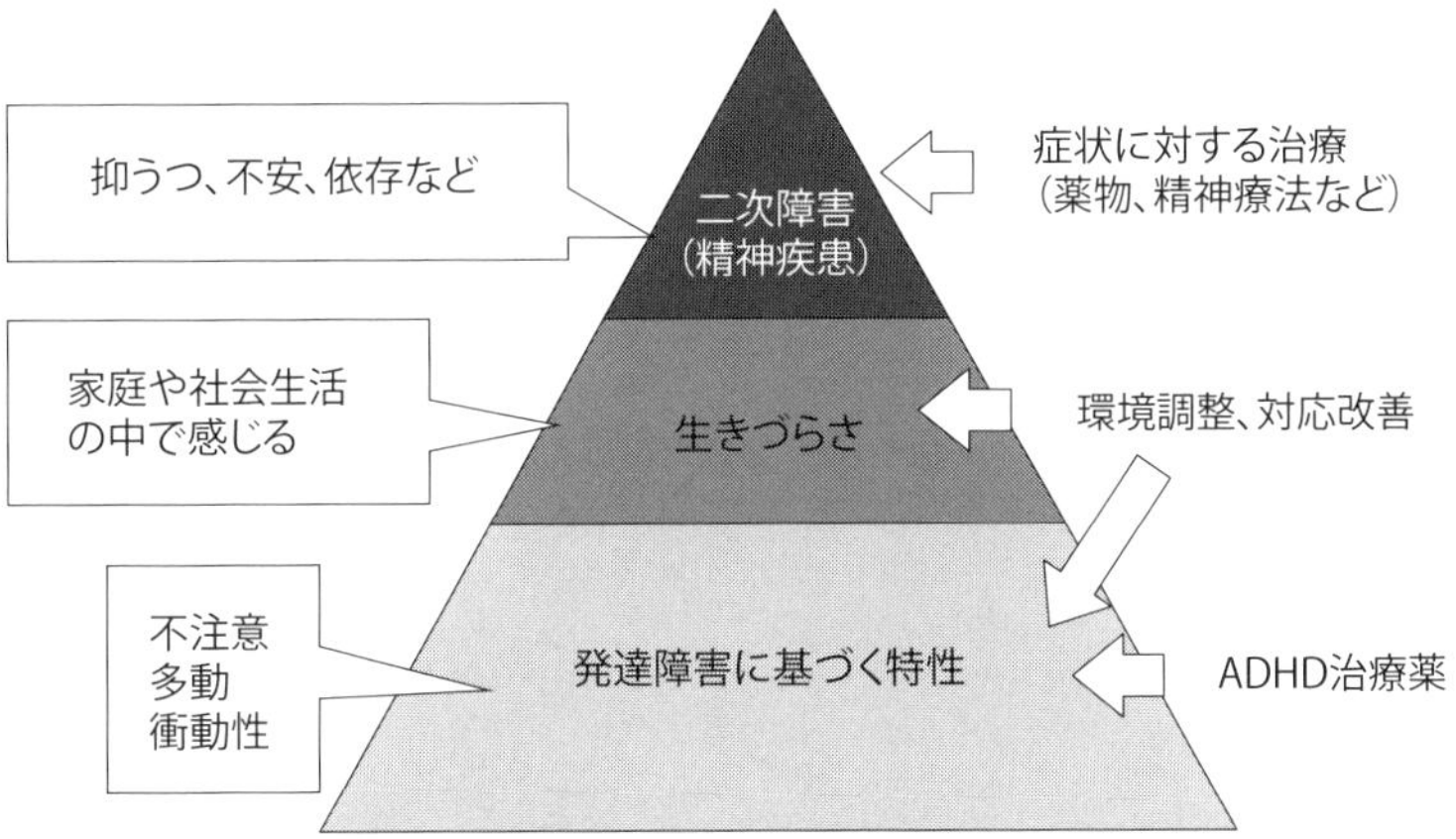

図5-6　ADHDの治療

どを指摘され、病院を受診し診断にまで至るケースが増えていることで、発達障害は増えているのか、それとも無駄に広く拾いすぎではないのか、と言われることがよくあります。

発達障害は最近になって突然増えたというわけではなく、昔から存在していたはずです。では、全体でどれくらいの割合の人に当てはまるのでしょうか。発達障害と一概に言っても、種類や程度も症状もさまざまですが、おおよそ人口の一〇％くらいと言われています。そうです、十人に一人です。意外と多いですよね。皆さんの子ども時代を思い出してみても、クラスで三～五人くらいは立ち歩いたり、忘れ物が多かったり、独特な個性の子どもがいたかと思います。当時は発達障害という概念がなく、気づかれずにいたわけです。最近はメディアなどでもよく取り上げられることから、発達障害が少しずつ知られるようになり、理解されるようになったことで、そう判断される人たちが増えてきたように思います。

「発達障害」について勉強を進めていくと、誰もが思うことがあります。それは、「私も（僕も）発達障害かもしれない」という疑惑です。人間誰にも発達の凸凹《でこぼこ》があり、得意なこと、不得意なことがあります。すべてにおいてバランスよく発達している人は、むしろ少ないように思います。繰り返しになりますが、現在は、障害か正常かというように白黒はっきりと区切るのではなく、正常からの連続体としての複合体、すなわちスペクトラムとして障害をとらえています。診断名も自閉症スペクトラム障害（ＡＳＤ）と呼ばれており、いわゆるグレーのほうもアスペルガーのほうも同義にＡＳＤと呼んでいます。

発達障害に関していつも感じていることに、ネーミングの問題があります。「発達障害」は、あたかも発達全体が遅れているように思えたり、障害が発達していく（台風みたいにどんどん大きくなっていく）ように思えたりと、診断名が誤解や偏見を生みやすいように感じます。名称に抵抗感を覚える人も多いと聞きますし、「発達凸凹」や「生活障害」などと表現する医師もいます。私は、彼らは視覚、聴覚、味覚、嗅覚、触覚という五感の感覚、人間関係の距離の感覚、時間の感覚、常識的な感覚、イメージする感覚がユニークであり、そこが大きな魅力だと考えています。これまでも述べてきましたが、私たち筆者は、その感覚の独特さ、ユニークさへの愛と敬意を込めて、「ユニーク・パーソン」と呼ぶようにしています。手前味噌ですが、この「ユニーク・パーソン」という言葉は一部では非常に評判が良く、もしご賛同いただけるようでしたら、皆様もそのように呼んでいただけると幸いです。

②受診を勧めてもいいのか？　誰が、どういったタイミングで勧めるのか？

私が産業医の仕事をしているなかで出会った、ユニーク・パーソンの来室経緯をお話ししましょう。

まずは、本人自らが相談に来るケースです。仕事のストレスがたまり、考えがまとまらず、仕事が進まないがゆえにどんどん残業時間が増え、疲労が蓄積し、さらに睡眠不足となり、体調不良を主訴に産業医面談につながってきます。よくよく話を聴いてみると、本人の特性ゆえの環境変化によるものであったり、人間関係の変化によるストレスであったりと、職場環境を少し調整するだけでみるみる回復し、本人の得意なことや苦手なことを分析しているうちに、特性が明らかになるようなパターンです。

次に、職場の同僚や上司から、困った社員がいるので相談にのってほしいと産業医面談につながってくるパターンです。職場のほうで本人の困っている点を箇条書きにして整理してくれるので、情報が客観的にたくさんあり、産業医としてはわかりやすく助かりますが、本人を面談に呼んでも、当の本人はまったく困り感がなく無自覚で、どう自覚を促していくかといった支援から始まるパターンです。

もう一つのパターンは、うつ病の診断で休職していた人が、精神症状回復後に自己を振り返っているうちに、発達の特性に気がつくパターンです。いわゆる二次障害が発症し、違う病名で治療されているパターンになります。

職場で困っているのであれば、産業医面談につなげるのも一つの方法だと思います。産業医がいない職場であれば、まずは職場で困っていることを整理して本人と面談し、自覚を促すのも一つだと思います。まったく気づきがない場合もありますし、言われてみて気づきが進む場合もあります。もちろん、受診を勧める前に、職場内の環境を少しでも調整したり、改善するなど、職場でできる限り配慮をするのも一つでしょう。そういった調整により本人の困っていることが改善できたり、状態が上向きになっているのであれば、それを続けていきましょう。

いろいろ工夫をしてみたけれどもやはり改善が難しい、または、本人が怒られてますます自信をなくしてしまったり、落ち込んでしまったりと気持ちが滅入っているようであれば、受診を勧めるのも一つでしょう。病院を勧める場合、「あなたの困っている問題は心身の不調によるものかもしれないし、何か改善できるヒントが得られるかもしれないから、一度専門の先生に診てもらってはどうか」「行ってみて何も問題なければ、それはそれで良いことだから」と、信頼されている上司や同僚から話すのもよいのではないかと思います。また、一緒に付き添うのも本人にとって心強いでしょうし、受診先でも多くの情報が得られるので良い方法です。

③病院に行って診断がつけば、それで治るのか？

医療につながればそれでもうすっかり安心、なのではありません。医師がこう言うのは本当に申し訳ないのですが、「医療につながり診断がついたらすべて解決」というほど単純ではありません。医療とは、診断がつくことで今まで抱いていた劣等感や自責感や罪悪感など、いろいろな感情をまずは整理して、正しく特性を理解して、少しでも生きやすくなるように前向きに対策を考えることの始まりになります。診断がついたことは、あくまでスタートラインにすぎません。診断がついたことで、「今までずっとモヤモヤ悩んできたことがすっきりした」と前向きに考える人もいれば、「診断は腑に落ちたけど、だからといって性格が変わるわけでもないなら、やっぱりつらい」という意見も聞きます。

診断名というのは、それですべての人の特性がわかるものではありません。前述してきたように、十人十色、百人いれば百通りの特性パターンがあります。ですから、診断をつけて告知をするならば、告知後のケアを適切に行っていける者が、責任を十分に認識したうえで本人の苦手なことを少しでも克服できる支援策を、オーダーメイドに一緒に考えていけるような建設的なものにすべきと考えます。単に診断を言い渡すのは、レッテル貼りにすぎません。

私たち医師は、「指示が入らない」「ものを無くしたり遅刻ばかりしてしまう」「仕事の段取りがうまくいかない」といった職場で生じる問題の原因が、本人の努力不足や怠けではないこと、本人の持って生まれた能力的なバラツキによるものであることを本人にも周りにも気づいてもらうために、また、自分がダメな人間だからと落ち込まず、ひたむきな努力が少しでも仕事のやりやすさ、生きやすさにつながるように、前向きに診断をつけているのです。そして、本人の「職業人人生」だけでなく、「丸ごと一生」に寄り添い、大多数の人がしていない苦労や努力を一生懸命していることを認め、励まし、共有し、出くわす困難にタッグを組んで乗り越えていく覚悟で診断をつけているのです。もちろん、告知の際には、医療者との信頼関係や本人の人生のタイミング、サポートする環境など諸々なことを考慮し、ベストなタイミングで行うことが望ましいです。

このように、診断には重みがあることをご理解いただき、周りの人たちには、くれぐれも短絡的に診断名に飛びつかないような配慮が望まれます。

④治る薬はあるのか？

医療的支援の一つの柱として、薬物治療があります。ＡＳＤのような「こだわり」や「コミュニケーション」「社会性」の中核症状を改善させる、専用の薬というものは残念ながらありません。ただし、そういった特性から社会的に不適応を起こしてしまい、抑うつ症状や不安、依存、睡眠障害のような二次障害を起こしてしまった場合は、それらの症状を緩和するために、対症療法として薬が処方されることはあります。

ＡＤＨＤのような「多動性」「衝動性」「不注意」症状には、その特性をいくらか和らげるお薬が、二〇一七年三月現在、二種類使用できます。そのお薬とは、徐放性メチルフェニデート（Ⓡコンサータ）と、アトモキセチン（Ⓡストラテラ）です。

徐放性メチルフェニデート（Ⓡコンサータ）は、脳内前頭前野のドーパミンを介して脳を刺激することで効果を発揮します。以前、徐放性ではないメチルフェニデート（Ⓡリタリン）の依存や乱用が社会問題化したこともあり、現在、徐放性メチルフェニデートは登録されたドクターや医療機関でしか処方できず、また登録された薬局でしか薬をもらうことができないなどの厳密な流通規制がなされています。特徴としては、徐放性なので朝に服用すれば学校や会社に着くころに（服薬後一時間程度）効果が発現し、夕方ごろまで（十二時間程度）効果の持続が期待できます。

一方、アトモキセチン（Ⓡストラテラ）は、ノルアドレナリンやドーパミンを介して効果を発揮します。服薬直後ではなく、朝・夕の服用を三～四週間続けてようやく効果が発現するという特徴があり、これが即効性のある徐放性メチルフェニデートと異なる点です。作用機序から、依存・乱用などは生じにくく安全とされ、特別な流通規制はありません。医師であれば誰でも処方することができます。

いずれも、副作用としては、食欲低下による体重減少や頭痛などがあります。外来治療では少量から開始し、効果や副作用の発現、そのバランスなどを慎重に経過観察しながら調整をする必要があります。

薬を飲んだことで、「ごちゃごちゃしていた頭がすっきり整理できた」「時間の管理や物の管理がきちんとできるようになり、生活がスムーズになった」「仕事の効率が良くなった」「成績が上がった」というように、困っていることが改善されたとの喜びの声をたくさん耳にします。さらに良いことは、そうやって生活や行動がスムーズになることで、「上司や妻に怒られることが減った。むしろ褒められるようになった」という効果も見られ、生活の質が向上し、自信も回復でき、自己肯定感が育まれていきます。こういった良い循環が回ることで本人のメンタルヘルスも改善し、家族をはじめとする周りの人の疲弊も回復し、そして職場の同僚や上司の負担も軽減でき、すべてにおいて良い循環になっていきます。

私の経験上、七〇％程度の方には治療効果が見られるように感じます。効果にはもちろん個人差がありますが、その少しの変化でも彼らが生きやすくなり、困っていることが軽減できるのであれば、薬物治療はその方々にとって、そしてその周りの方々にとっても、大きな力になると私は考えています。薬理作用は個人差も大きく、本人に効果があるかどうかは実際に飲んでみないとわからないので、薬の治療について一度医師ときちんと相談して試してみるのも、一つの手立てだと思います。

（6）発達障害者の公的相談先

①発達障害情報センター（国立障害者リハビリテーションセンター）

発達障害があっても、誇りをもって生きることができるように、ご本人、ご家族の方、発達障害を知りたい方、発達障害に関わる方（支援者）に対して、発達障害に関する信頼のおける情報をわかりやすく提供します

(http://www.rehab.go.jp/ddis/index.php?action=pages_view_main)。

②発達障害教育情報センター（国立特別支援教育総合研究所）

発達障害教育情報センターは、教育情報のキーステーションです。発達障害に関する教育の虹の架け橋です(http://icedd.nise.go.jp/)。

③職場での困難を乗り越えるために――発達障害の社員のために

障害者職業センター

障害のある方への就職や職業生活の安定、復職に向けての支援として職業相談・評価、職業準備支援、ジョブコーチ支援、リワーク支援が受けられます。また、障害のある方を雇用する事業主への支援も行っています。

都道府県精神保健福祉センター

こころの病を持つ方の自立と社会復帰を目指して、社会に適応していく力をつける指導と援助を行う専門機関です。福祉サービス利用の相談や申請、精神障害者福祉手帳の申請、自立支援診療制度の利用、手帳による優遇措置の相談、医療費助成制度の利用についての相談を行っています。

公共職業安定所（ハローワーク）

精神障害者保健福祉手帳を持っている方、統合失調症、躁うつ病、またはてんかんに罹《かか》っている方などに対し、就労についての相談を受け付けています。精神障害者雇用トータルサポーターの専門的なカウンセリングやジョブガイダンス事業、職業訓練校での支援を行っています。

<table>
<tr><td colspan="4">【定義】
「発達障害」とは自閉症スペクトラム障害（ASD）、学習障害、注意欠如・多動性障害（ADHD）等、通常低年齢で発現する脳機能の障害であり、「発達障害者」とは、発達障害を有するために日常生活又は社会生活に制限を受ける者をいう。（発達障害支援法第２条）
→　ICD-10における F80-98に含まれる障害（文部科学省事務次官、厚生労働事務次官連名通知）</td></tr>
<tr><td colspan="4">ICD-10（WHO）
※1992年に WHO 総会で採択。現在は平成15（2003）年に一部改正されたものを使用。今後改訂案が示される予定。　＜法律＞　＜手帳＞</td></tr>
<tr><td>F00-F69　統合失調症や気分（感情）障害など</td><td rowspan="3">精神保健福祉法
1950～</td><td></td><td>精神保健福祉手帳
1995～</td></tr>
<tr><td>F70-F79　知的障害（精神遅滞）</td><td>知的障害者福祉法
1960～</td><td>療育手帳
1973～</td></tr>
<tr><td>F80-F89　心理的発達の障害
・F80 会話及び言語の特異的発達障害
・<u>F81 学力の特異的発達障害（特異的読字障害、特異的書字障害など）</u>
・F82 運動機能の特異的発達障害
・<u>F84 広汎性発達障害　（自閉症、アスペルガー症候群など）</u>　など
F90-F98　小児（児童）期及び青年期に通常発症する行動及び情緒の障害
・<u>F90 多動性障害</u>
・F95 チック障害（トゥレット症候群など）
・F98 行動及び情緒の障害（吃音症など）
など
※<u>下線</u>は発達障害者支援法に例示されているもの。</td><td>発達障害者支援法
2005～</td><td>精神保健福祉手帳
1995～
（注）</td></tr>
<tr><td colspan="4">「精神障害（発達障害）を含む」と明記している法律
障害者基本法（第２条）、障害者総合支援法（第４条）、児童福祉法（第４条）、障害者虐待防止法（第２条）、障害者差別解消法（第２条）、障害者雇用促進法（第２条）
（注）障害者自立支援法（現：障害者総合支援法）の「障害者」に発達障害者が含まれることが明記化されたこと等を踏まえ、2011年４月より「精神障害者保健福祉手帳制度実施要領」に広汎性発達障害等を明記。</td></tr>
</table>

図５－７　発達障害に関する定義・法律一覧

（厚生労働省平成23年２月22日実施分　障害者自立支援法等の改正について　関連資料１，p.11）

④発達障害に関する法律と精神保健福祉手帳

発達障害者支援法が設立されたことにより、発達障害者であれば知的障害がなくても、精神保健福祉手帳を取得することが可能になりました。

5 付録

最後にまとめとして、職場内でユニーク・パーソンの魅力を見つけたり、ユニーク・パーソンへの理解をより深められるように、「ユニーク・パーソンの魅力♡変換表」と「職場の「あるある困りごと」とその対処①②」をつけました。

周囲の人がサポートをする際の参考にしたり、産業保健スタッフ等が職場や本人のサポートを行う際の説明資料などとして、ぜひぜひご活用ください！

表５−１　ユニーク・パーソンの魅力♡変換表

ユニーク・パーソンは誤解を生じやすく、短所に目が行きがちなもの。この変換表を用いて彼らの魅力を探してみてください！

ユニークなところ	愛すべき魅力
お調子者、テンションが高い	ムードメーカー、雰囲気を明るくする、人気者
部屋や机、鞄の中が汚い、片づけが苦手	おおらか
ズボラ、無頓着	どこでもやっていける、たくましい
注意散漫	いろいろなことに気がつき、興味が持てる
話が脱線する、脈絡がない	ひらめき、アイディアマン
落ち着きがない	フットワークが軽い、行動力がある
短気、衝動的	瞬発力がある、積極的
うっかり屋さん	親しみやすい、和みキャラ
ＫＹ（空気が読めない）	動じない、苦境に強い、常識を覆す
こだわりが強くて頑固	ぶれない、意志が強い、名人、職人、研究者
完璧主義	真面目、努力家、頑張り屋さん、誠実
負けるのが嫌い	意地とプライドがある、努力家
偏屈、ワガママ	芯が強く、自分の考えを大切にしている
細かい、口うるさい、仕切りたがり	ルールを守るしっかり者、正義感が強い
人との関わりが苦手	自分の世界をしっかりと持っている
不器用、冗談が通じない、融通が利かない	まっすぐ、真面目、誠実、信頼感がある
口下手	嘘をつかない、口が堅い
気分屋、気まぐれ、マイペース	自分の気持ちを大切にしている、自分のペースを維持できる
消極的、ひっこみ思案	平和主義、影の立役者
コンプレックスの固まり	人としての深みがある
依存的、主体性がない	甘え上手、控えめ、忠実

写真のフル活用

- メモを取るかわりに写真を撮る。
- オリジナルメモの作成も有効。

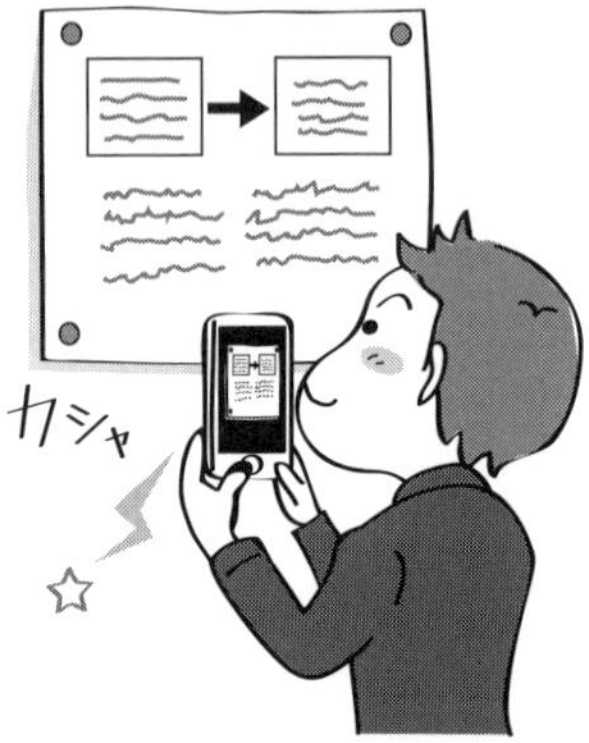

マニュアル化・ルーチン化

- 苦手な作業のマニュアルを作成し、作業をルーチン化する。

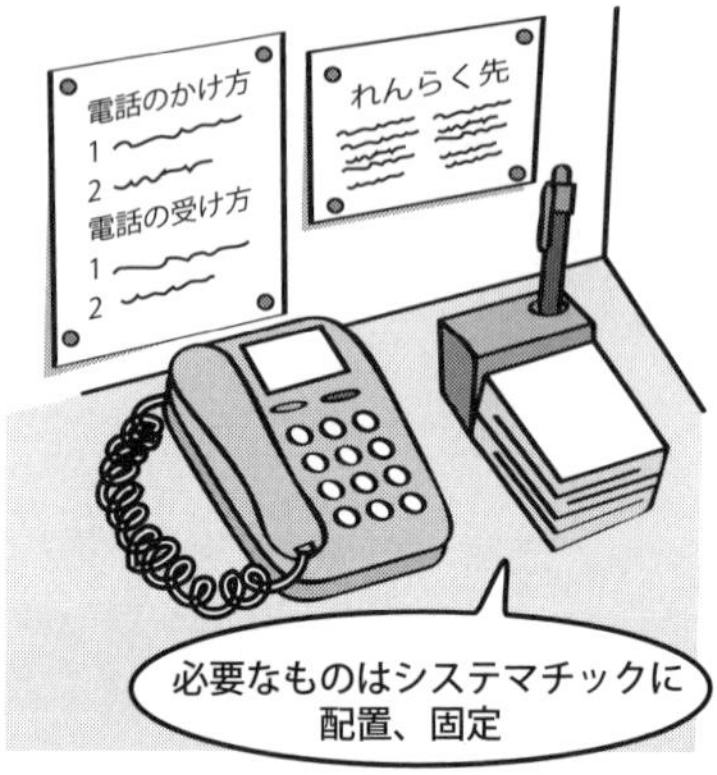

メモのフル活用

- 会議や打ち合わせでメモを活用する。
- スケジュールに反映させる。
- 終わったら消し線を引くなど，チェックを入れる。
- オリジナルメモの作成も有効。

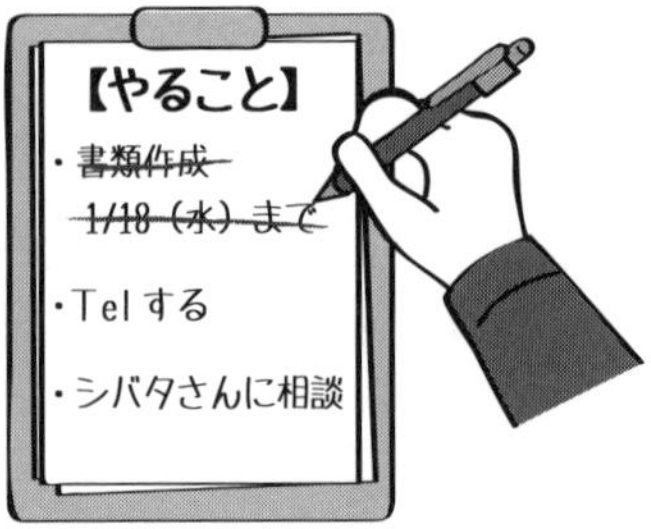

「スマホ」のフル活用

- スマホのメモ、音声メモ機能を活用。
- タイマーをスケジュール管理に活用。
- 大きなイベントだけでなく、「一日の出来事を上司に報告」といったことも登録し、リマインド。

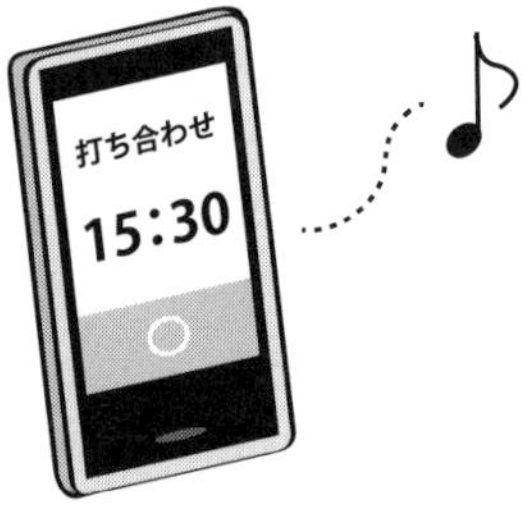

図５－８　つづき

職場の「あるある困りごと」とその対処 ①

指示が入らない！（情報のインプットパターンが違う、忘れてしまう、聞いてない）

- 本人が聞いていることを確認して話す（名前を呼ぶ、相手の注目を確認）。
- メールや掲示板、写真などで視覚化して説明・リマインドする。
- 具体的（順番、場所、時間などを明記）、シンプルを心がけてマニュアル化する。行間を読むような文言は厳禁。
- ダメなことではなく、してほしいこと、すべきことを伝える。
- 厳しい表情、言葉は避ける。

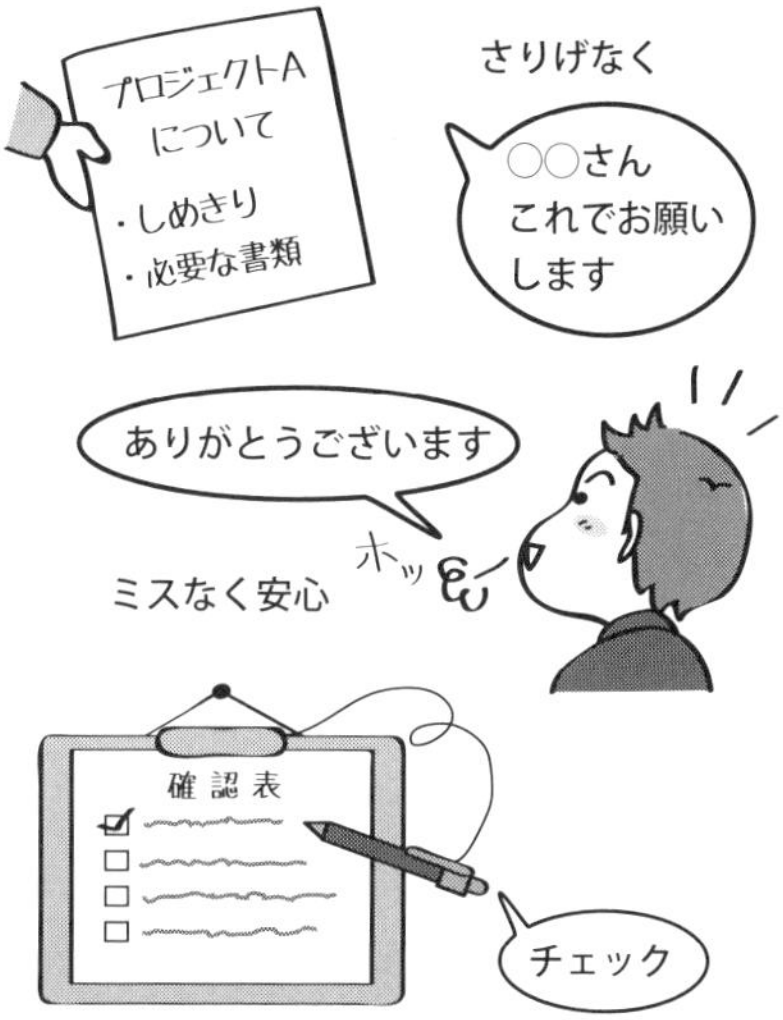

気が散りやすい！（不注意、注意の転導性が高い、感覚過敏）

- インプットを絞る。指示は一度に一つ、長期的ではなく即時的な指示出し。
- 刺激を遮断する。パーテンションや衝立で場所を区切る。
- 大部屋よりは小部屋、大人数よりは少人数・単独がよい。
- 空調機器（風量）、強い照明、大きな音量などに留意し、環境を調整する。

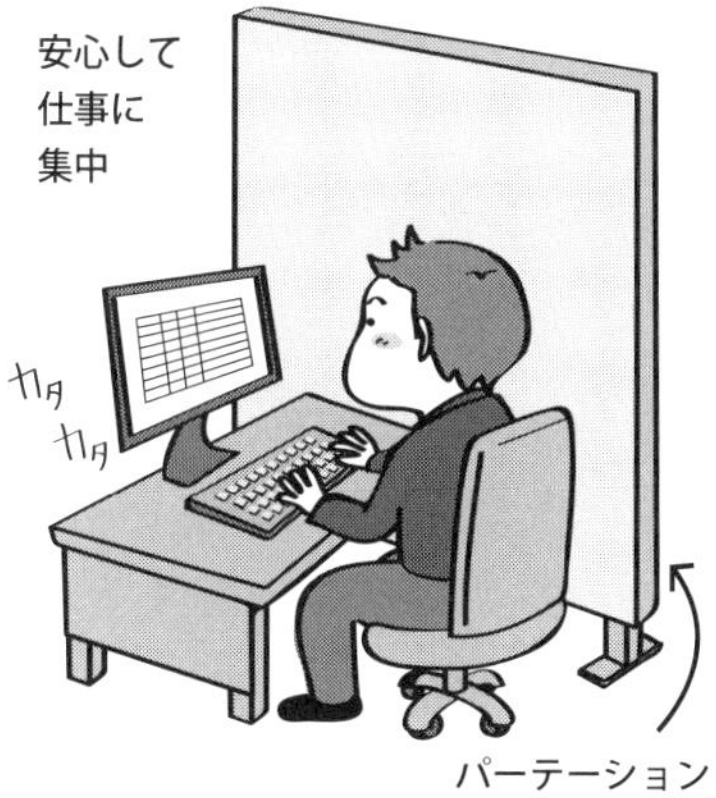

図５－８　職場の「あるある困りごと」とその対処①

スケジュール管理（短期・中期・長期プランの作成）

- 大きめのスケジュール帳で管理。
- ふせんで色分けし、優先順位や目的を「見える化」で、計画の把握・修正も容易に。

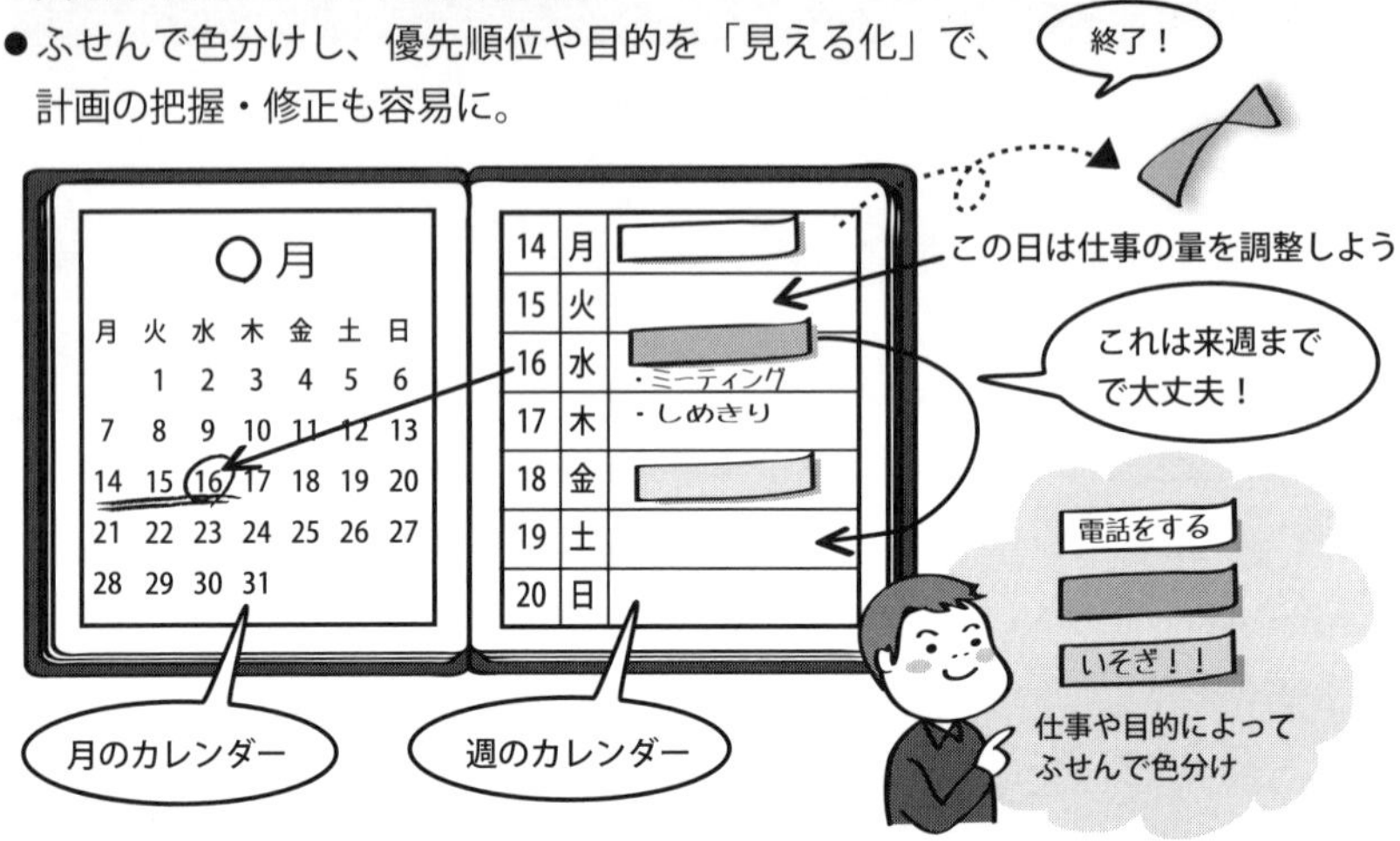

個人資源・組織資源の充実（イキイキ UP でストレス知らず）

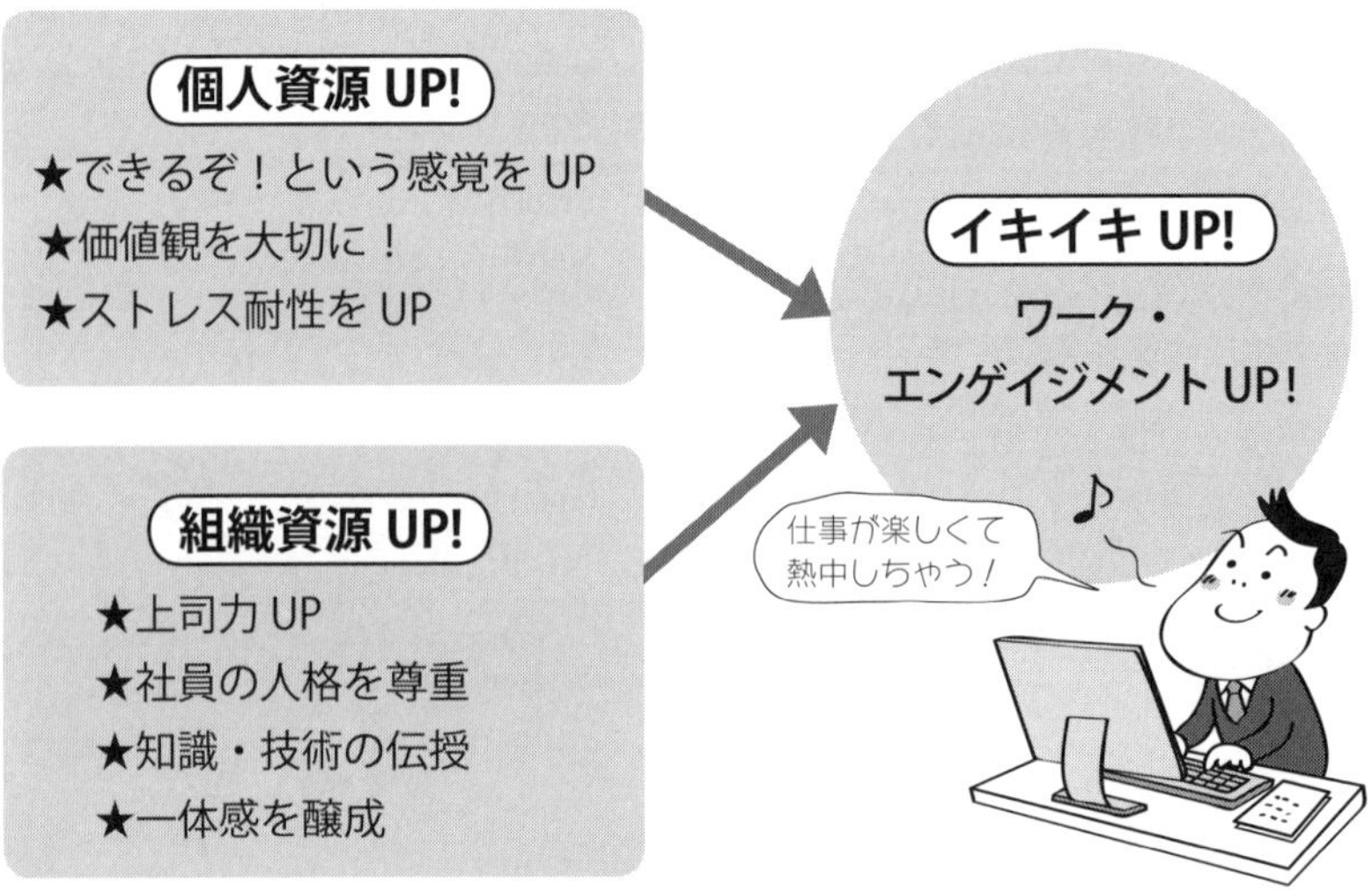

図 5－9　つづき

職場の「あるある困りごと」とその対処②

動か（け）ない！（苦手な分野の仕事、初めての仕事、不安感など）

- スモールステップで課題の負荷を減らし、到達しやすい目標設定に。
- 完成形を見せてイメージさせ、見通しをつけさせる。
- 仕事の意義、位置づけを明確に伝える。
- 苦手な作業はツールを駆使。ボイスメモ、写真メモ、自分オリジナルメモの作成なども有効。
- 報奨制度を利用してモチベーションアップ。

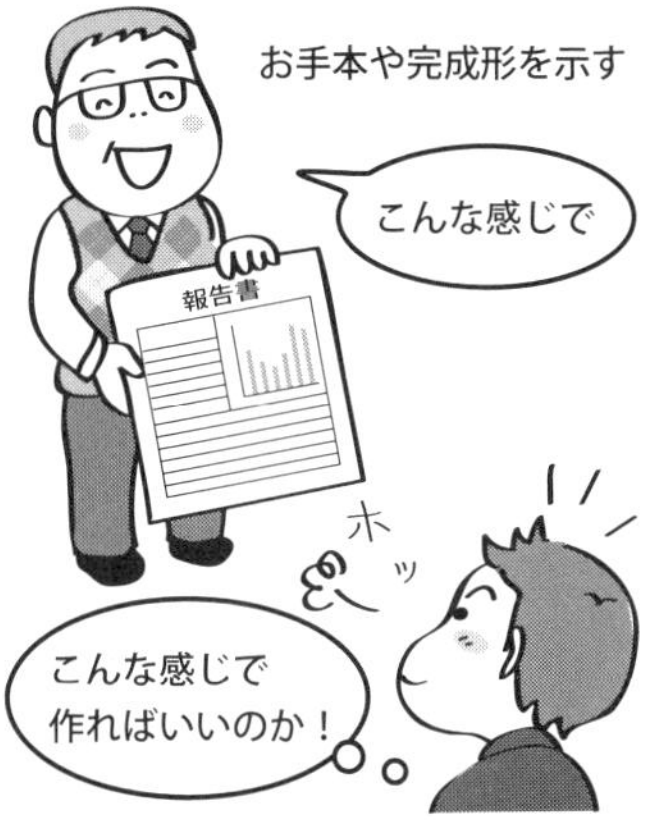
お手本や完成形を示す
こんな感じで
報告書
ホッ
こんな感じで作ればいいのか！

打たれ弱い！（抑うつ、意欲低下、不安感など）

- ポジティブフィードバックをこまめに行う。できたことは褒める。会社に貢献していることを伝える。
- スモールステップで取り組んだ課題の達成により、小さな成功体験を積み重ねる。
- 相談できる人を明確にする。温かい表情で、話をじっくり聞く。話してよいタイミングを伝える。話の流れを時々要約する。

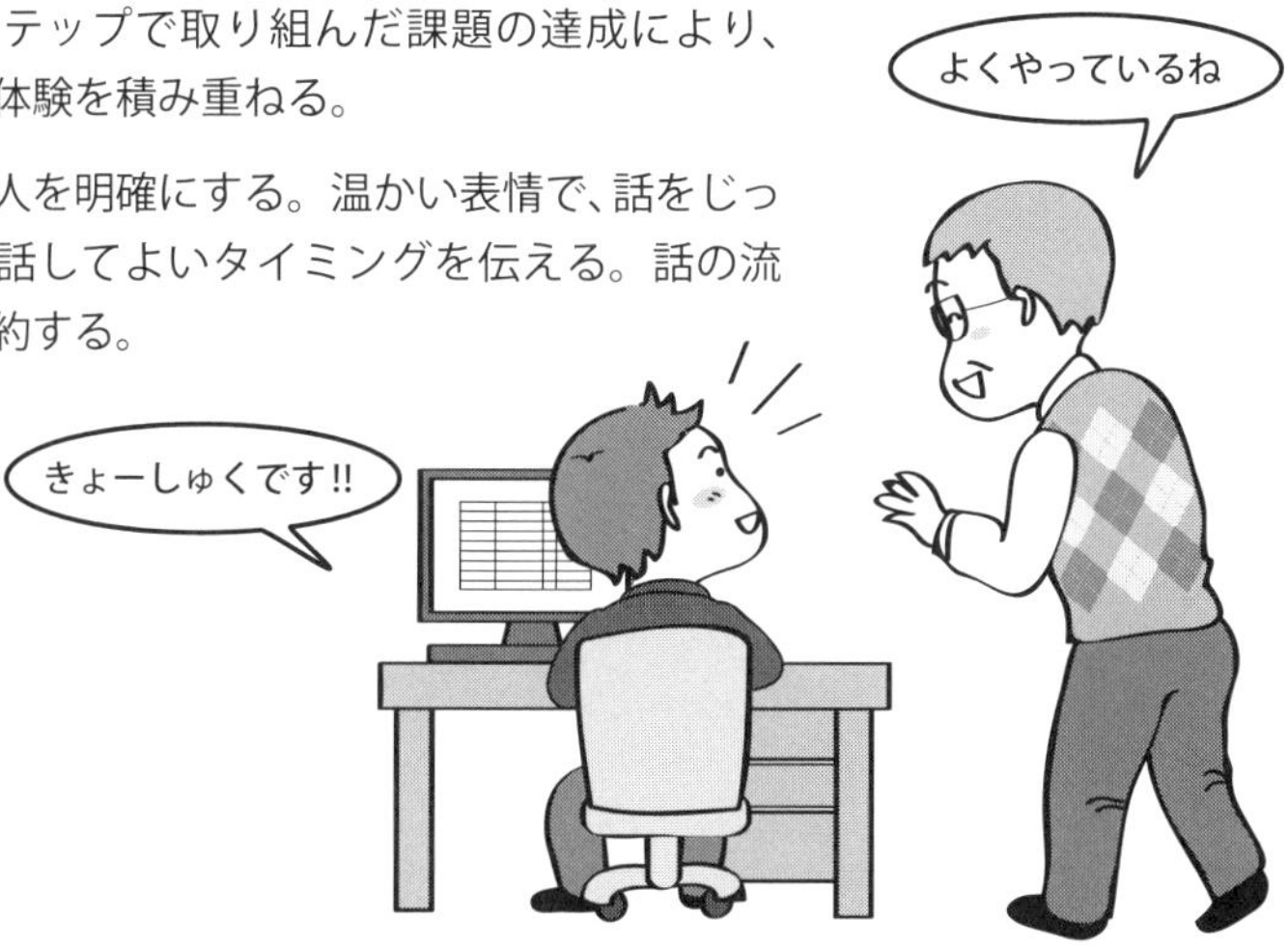
よくやっているね
きょーしゅくです!!

図5－9　職場の「あるある困りごと」とその対処②

おわりに

最後までお読みいただき、本当にありがとうございました。

ユニーク・パーソンを少しでも身近に感じてくださったでしょうか。「発達障害」というレッテルから解き放たれ、ほんの少しでも彼らへの偏見がなくなり、彼らのことを理解して、彼らの魅力を感じ取って、彼らの強みを活かしながら彼らの支えになってくれる人が、一人でも多く増えていただければ、私たちとしてはそれ以上の望みはありません。

私は精神科系産業医としては珍しい、児童思春期が専門です。児童思春期精神科は精神科の中でも特殊な領域になり、子どもの発達状況や特性をアセスメントし、その結果をもとにその子どもを中心に親子、家族、学校、地域、社会との関わり、ひいては人生を一緒に考えていくことが仕事になります。このような、すべてのライフステージにおける支援の中に就労支援があり、そこで私は職域の産業保健分野に出会いました。次第に産業保健に興味を持つようになり、東京大学精神保健学教室の「職場のメンタルヘルス専門家養成講座（ＴＯＭＨ）」で一から勉強する機会を得ました。ちょうど同じころ、メンタルヘルスに関わる困った事例が頻発していたあるＩＴ企業とご縁があり、産業医を務めることになりました。精神科外来に来る大人の患者さんとはまた違う、企業で立派に働く社会人ですが少し日常生活や業務に困ったことがある人、との出逢いでした。ＩＴ業界は長時間労働だけでなく、急速な技術の変化、急なトラブル対応、同僚のサポートの弱さ、上司が若くラインケアが弱いなど心理的負荷が強い業界で、不適応を起こしてしまう労働者が大変多く、在任中はたくさんの方々と面談をさせていただきました。

このような方々を児童精神科医の目で見ると、不調の原因が、コミュニケーションの問題であったり、環境変化による不適応であったり、自身の時間管理や体調管理の問題であったりと、診断がつくほどでもないけれど、本人の持って生まれた特性からくる二次的な反応が多いことに気がつきました。そのような場合、精神科に受診させるほど二次症状が強い場合は医療につなげますが、そうでない場合、彼らの苦手な部分を工夫してあげる、強みを活かしてあげるという工夫、いわばその人と職場に合ったテーラーメードな支援を行うことによって、たちまち不調は回復していきました。みるみる状態が良くなると、すぐにハイレベルなパフォーマンスを発揮し、どんどん活躍されていました。その回復の早さや、やりがいを持ってイキイキ働く姿を目のあたりにし、私自身、早期介入のやりがいを感じ、感動したのを覚えております。これこそが一次予防・二次予防の素晴らしさだと痛感いたしました。

ユニーク・パーソンはまさにそのような対応がぴたりと当てはまる方たちで、なかには病院に行って、診断をつけて、薬を飲むほうがベターなケースもありますが、医療までつなげなくても今すぐここでできることがたくさんあります。ユニーク・パーソンの特性は誰もが多かれ少なかれ持っているものですが、今その瞬間にその癖（特性）によって困っている現実を本人や周りが認識し、必要なヘルプを出し、必要なサポートを得て、必要な資源へとつながっていくことが日常のワークライフの中で可能になるのであれば、その後長期間のメンタル不調に悩むこともなく、自信を取り戻し、元気に働くことができるようになると思います。そのような職場になれば、ユニーク・パーソンのみならずフツー・パーソンを含め、多様で複雑な背景を持つ現代の働く人すべてにとって働きやすい職場になるはずです。そのような職場が増えていけば、社会全体、日本全体がイキイキとハッピーに働ける環境につながっていくことでしょう。私たちは今後もライフワークとして、使命として、現場からこのような活動を続け、一つひとつの職場がユニーク・パーソンにとって、いやすべてに人にとって、快適であるような職場作りに貢献してまいりたいと思います。

今回、本書を著すきっかけとなったのは、中央労働災害防止協会の月刊誌『安全衛生のひろば』で、大人の発達障害をテーマに「職場の愉快なユニークパーソン」という連載（二〇一四年一月号〜十二月号）をさせていただいたことに始まります。そして講演等で読者の方とお会いする機会があり、実にたくさんの方々から、とても共感した、勉強になった、ぜひ書籍化してほしい、というエールをいただきました。そのような背景があり、このたびご縁をいただき、このようなかたちで企画・出版するに至りました。

思えば、本当にさまざまな方々のご指導や支えがあって、この本にまとめた技術や知識、そしてその根底にある一人ひとりの人間に向き合う姿勢を、身につけることができたのだと思います。鄭が児童思春期精神医学を学ばせていただいた原点、東京都立梅ケ丘病院での恩師である市川宏伸先生、海老島宏先生、田中哲先生をはじめとする諸先生方。原の人生を大きく変えた、東京大学大学院時代からの恩師で、Ds'sメンタルヘルス・ラボの顧問も務めていただいている東京大学の川上憲人教授。同じく恩師・顧問で、ポジティブメンタルヘルス関連では特に導いてくださっている北里大学の島津明人教授（島津先生のご縁で誠信書房をご紹介いただきました）。常に刺激と学びを提供してくださっているTOMH研究会メンバー。Ds'sメンタルヘルス・ラボを支えてくれているスタッフ・仲間たち。つたない私たちを支えてくださる各事業場の産業保健スタッフや人事担当の皆様。学び、感動を与えてくれる、面談者の方々。他にも書ききれないくらい多くの方々に支えられております。そして、このような企画を快く受けてくださり、遅れがちな原稿にもめげずに強力に推進してくださった誠信書房の中澤美穂様。中澤さんがいらっしゃらなければ本書が世に出ることはありませんでした。

もし、本書が少しでも世の中に貢献できるという部分があるのでしたら、そのすべてはこれらの方々の功績によるものです。この場をお借りして、これまでのご恩に深く感謝の意を表します。どうもありがとうございます！

「ユニパ　フォーエバー！」

二〇一七年　三月吉日

鄭　理香

●著者紹介●（2017年３月現在）

原 雄二郎（はら　ゆうじろう）
株式会社 Ds's メンタルヘルス・ラボ　代表取締役
精神保健指定医、精神神経学会専門医、日本小児精神神経学会認定医、日本医師会認定産業医、MPH（公衆衛生学修士）
【略歴】
金沢大学卒業後、東京女子医科大学病院、東京都立松沢病院、東京都立広尾病院勤務を経て、東京大学大学院に入学。卒業後、同大学院医学系研究科精神保健学分野客員研究員。同教室と連携し、株式会社 Ds's（ディーズ）メンタルヘルス・ラボを設立、共同代表に就任し、現在に至る。臨床診療を行うとともに、さまざまな業種の産業医・顧問医や研修講師として、職場のメンタルヘルス対策の支援を行っている。
【主著書】
『職場のポジティブメンタルヘルス』（分担執筆）誠信書房 2015年、ほか

鄭 理香（ちょん　りひゃん）
株式会社 Ds's メンタルヘルス・ラボ　代表取締役社長
精神保健指定医、精神神経学会専門医、日本児童青年精神医学会認定医、日本小児精神神経学会認定医、日本医師会認定産業医
【略歴】
東京女子医科大学卒業後、同病院勤務。東京都立梅ヶ丘病院等勤務を経て、株式会社 Ds's（ディーズ）メンタルヘルス・ラボを設立。共同代表に就任し、現在に至る。東京都立小児総合医療センター、さいわい子どもクリニックで臨床診療を行うとともに、教育機関をはじめ、さまざまな業種の産業医・顧問医や研修講師として活動をしている。
【主著書】
『臨床家が知っておきたい「子どもの精神科」』（第２版）（分担執筆）医学書院 2010年、ほか

本文イラスト――高嶋良枝（たかしま　よしえ）

職場《しょくば》で出会《であ》うユニーク・パーソン
——発達障害《はったつしょうがい》の人《ひと》たちと働《はたら》くために

2017年5月30日　第1刷発行

著　者　原　雄二郎
　　　　鄭　理　香

発行者　柴田　敏樹

印刷者　藤森　英夫

発行所　株式会社　誠　信　書　房
〒112-0012　東京都文京区大塚3-20-6
電話　03(3946)5666
http://www.seishinshobo.co.jp/

印刷所/製本所　亜細亜印刷㈱
検印省略　落丁・乱丁本はお取り替えいたします
ISBN978-4-414-80209-2　C1047　Printed in Japan

医療関係者のための信念対立解明アプローチ
コミュニケーション・スキル入門

京極 真 著

医療関係者であれば，一度は体験する信念対立。本書は，自己の信念を疑うことなく強硬に主張する当事者同士の不毛な争いを，軽減・解決へ導くための方法論を開示する。医療関係者のための，ポジティブで仕事のしやすい職場を再生するための書。

主要目次
第Ⅰ部　理論編
　講義 1　信念対立とはどんな問題？
　講義 2　構造構成学とは何か
　講義 4　人間とは何か / 他
第Ⅱ部　技法論編
　講義 6　解明師の「構え」をつくる
　講義 7　信念対立解明アプローチに通底するコミュニケーション・スキル / 他
第Ⅲ部　仕上げ編
　講義 13　解明術スキルアップ・トレーニング
　講義 14　信念対立解明アプローチとは何か / 他

A5判上製　定価(本体3500円+税)

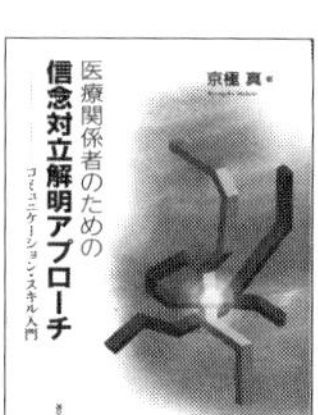

職場のポジティブメンタルヘルス
現場で活かせる最新理論

島津明人 編著

従業員のメンタルヘルス対策に役立つ最新理論の活かし方を第一線の研究者が実践例とともに紹介。すぐに使えるちょっとした工夫が満載。

主要目次
第Ⅰ部　職場のポジティブメンタルヘルスの考え方
　1 健康の増進と生産性の向上は両立する！
　2 "ワーカホリック"な働き方に要注意！/ 他
第Ⅱ部　組織マネジメントへの活用
　7 チームのエンゲイジメントを観察して，チームの生産性を上げる
　8 職場の人間関係のポイント / 他
第Ⅲ部　セルフマネジメントへの活用
　11 ポジティブ心理学の力
　12 レジリエンス / 他
第Ⅳ部　生活のマネジメントへの活用
　15 よく働きよく遊べ！
　16 パートナーの理解や助けは，仕事からのリカバリーに効く！/ 他

A5判並製　定価(本体1800円+税)

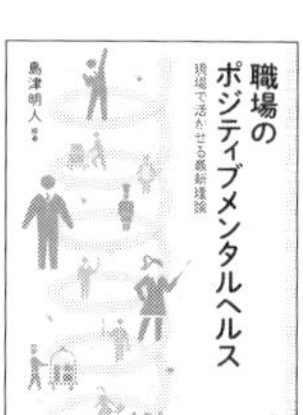